Sonda Kammoun
Mona Rekik

# Angiografia por tomografia de coerência ótica

Sonda Kammoun
Mona Rekik

# Angiografia por tomografia de coerência ótica

## nas patologias vasculares coriorretinianas

ScienciaScripts

**Imprint**
Any brand names and product names mentioned in this book are subject to trademark, brand or patent protection and are trademarks or registered trademarks of their respective holders. The use of brand names, product names, common names, trade names, product descriptions etc. even without a particular marking in this work is in no way to be construed to mean that such names may be regarded as unrestricted in respect of trademark and brand protection legislation and could thus be used by anyone.

Cover image: www.ingimage.com

This book is a translation from the original published under ISBN 978-620-6-72212-0.

Publisher:
Sciencia Scripts
is a trademark of
Dodo Books Indian Ocean Ltd. and OmniScriptum S.R.L publishing group

120 High Road, East Finchley, London, N2 9ED, United Kingdom
Str. Armeneasca 28/1, office 1, Chisinau MD-2012, Republic of Moldova, Europe
Printed at: see last page
**ISBN: 978-620-8-27604-1**

# Índice

# 1. INTRODUÇÃO GERAL

A imagiologia da retina e da coroideia baseou-se durante muito tempo na análise da angiografia fluoresceínica (AF) e do infravermelho verde de indocianina (ICGA). No entanto, foi demonstrado que estas técnicas não mostram a estrutura da retina e/ou da coroideia, mas apenas o conteúdo vascular.

O advento da tomografia de coerência ótica (OCT) revolucionou a imagiologia ocular. Esta técnica fornece cortes histológicos da retina e tornou-se uma ferramenta essencial no diagnóstico e tratamento de patologias do segmento posterior. Atualmente, a OCT de domínio espetral (SD-OCT) permite uma visualização fina dos detalhes da micro-arquitetura coriorretiniana (1). Permite visualizar claramente a retina nervosa, verificar a integridade dos fotorreceptores e quantificar de forma fiável a espessura total da retina, a espessura das células ganglionares, a espessura das fibras ópticas e a espessura da coroideia.

A OCT-angiografia (OCTA) é uma nova técnica de imagiologia não invasiva para a microvascularização da retina, introduzida em 2014 pela empresa americana Optvue (2). O seu princípio baseia-se na combinação de imagens OCT en face com a deteção de movimentos nas estruturas vasculares coriorretinianas, com base em secções OCT B-scan rapidamente repetidas e graças à "descorrelação" da amplitude ou da fase do sinal obtido (3). Com base em todas as secções de OCT B-scan adquiridas, os vários programas informáticos permitem a reconstrução 3D ao longo do eixo frontal, com deteção de fluxos a diferentes profundidades. Outra vantagem da OCT sobre a angiografia é a possibilidade de estudar os diferentes planos vasculares a diferentes profundidades. Assim, será possível avaliar não só o plexo vascular superficial (PVS), mas também o médio (PVM) e o profundo (PVP)(4,5), possibilitando a visualização das várias estruturas vasculares coriorretinianas, tanto normais como patológicas, sem injeção de contraste e a três dimensões. Assim, esta técnica não invasiva reduziu ainda mais o papel da angiografia da retina com corantes. As suas aplicações tornaram-se cada vez mais numerosas e continuarão a aumentar.

# 2. TÉCNICAS DE ANÁLISE E INTERPRETAÇÃO

## 2.1. Aspectos técnicos :

O princípio da OCTA baseia-se no facto de que "num olho imóvel, as únicas estruturas móveis são os elementos figurados do sangue". As imagens são assim obtidas graças à diferença de contraste entre os elementos móveis (os elementos sanguíneos) e os elementos fixos (as paredes vasculares) (5).

O fluxo sanguíneo é visualizado através da deteção de alterações de movimento numa sequência de exames de OCT utilizando um díodo super luminescente do tipo SLD. Esta técnica baseia-se no princípio da interferometria "speckel" utilizando o princípio da descorrelação(1,4,6).

Os elementos figurativos do sangue corio-retiniano são iluminados por uma fonte de laser. Os raios de luz reflectidos em todas as direcções com numerosas interferências são utilizados principalmente para adquirir :

- **Sinal de autocorrelação**: compara o sinal consigo próprio para detetar as mais pequenas alterações. Apenas os sinais idênticos são realçados.
- **O sinal de descorrelação**: destaca objectos diferentes em momentos diferentes correspondentes ao fluxo no interior dos vasos.

No exame OCTA, um feixe de luz é varrido através de uma região do olho. A quantidade de reflexão é medida e a análise é depois repetida uma ou mais vezes. Os valores dos pixels registados em dois momentos diferentes são comparados(5). As alterações são atribuídas ao movimento dos eritrócitos nos vasos sanguíneos.

As áreas onde o fluxo sanguíneo é mais rápido mostrarão maiores alterações num determinado período. No entanto, a relação exacta entre esta alteração e a velocidade do fluxo depende de muitos parâmetros, tais como o tamanho do feixe de OCT e o tamanho do vaso sanguíneo. A tecnologia OCTA baseia-se na deteção de diferenças de amplitude, intensidade ou variação de fase entre varreduras B sequenciais efectuadas no mesmo ponto da retina (7)(2). A aquisição de imagens baseia-se em varreduras horizontais combinadas ou não com varreduras verticais, dependendo do dispositivo utilizado. As tecnologias de OCTA tornaram possível dividir o espetro de OCT em bandas mais estreitas, melhorando assim a relação sinal/ruído, à custa da resolução axial.

Assim, a imagem de OCTA é diferente da imagem de OCT estrutural. Apenas mostra os vasos nas camadas vascularizadas da retina e na coroide. Na OCT estrutural, fala-se de hipo e hiper-refletividade, enquanto na OCTA a imagem é formada por um sinal de fluxo, pelo que se fala de um sinal de hiper ou hipofluxo(4,5).

O fluxo será detetável acima do limiar definido pelo dispositivo e dependerá do intervalo entre os exames. O fluxo detectado situa-se numa gama bastante ampla de 0,5 a 2 mm por segundo na maioria dos dispositivos(2).

Estão disponíveis vários aparelhos de OCTA: o Cirrus 5000HD AngioPlexTM da Zeiss, o Optovue AngioVue da EBC Europe, o Heidelberg Spectralis OCTA da Sanotek(8) e o OCTA triton da

Topcon.

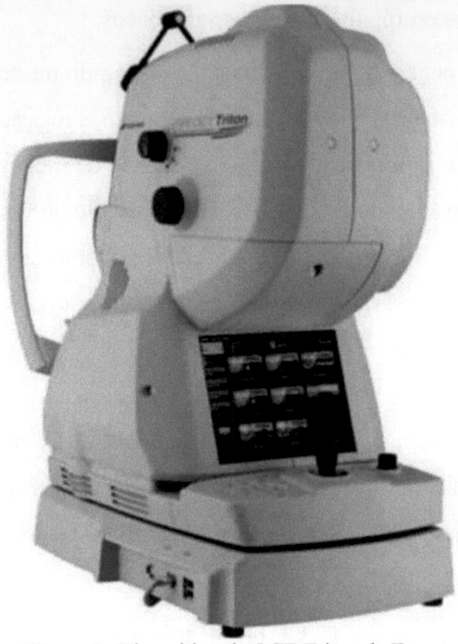

**Figura 1:** Dispositivo de OCT Triton da Topcon

A técnica OCTA deste dispositivo baseia-se no princípio da variação de amplitude, utilizando uma fonte com um comprimento de onda de 1050nm com uma velocidade de aquisição de 100.000 A scans/s, o que dá 320 scans horizontais para uma aquisição de 3*3 mm. A técnica de OCTA utilizada foi a fonte de varrimento de espetro total optimizada pela análise do rácio OCT-A (OCTARA). Trata-se de um algoritmo exclusivo de processamento de imagem que proporciona uma deteção angiográfica de alta sensibilidade, com um sistema de rastreio ocular (smarttrack) que reduz os artefactos durante a aquisição de imagens OCTA(9). Proporciona uma resolução axial de 8um, uma resolução transversal de 20um com resolução digital axial e uma profundidade axial de 2,6um(4).

## 2.2. Interpretação da OCTA do fundo de olho normal :

Os sinais de fluxo são adquiridos na OCTA em simultâneo com a OCT estrutural e o fluxo é analisado através da comparação da estrutura da retina em imagens frontais e transversais. A capacidade da OCTA para distinguir capilares depende da resolução da imagem. Para a SD-OCTA que funciona a 70 kHz/s, os capilares podem ser vistos num cubo de 6 × 6 mm, mas a resolução é melhor com um cubo de 3 × 3 mm. No caso da ACTE-S que opera a 100 kHz/s, é possível distinguir capilares em cubos de 9 × 9 mm, mas principalmente capilares superficiais (10).

A interpretação de uma OCTA requer um conhecimento perfeito da estrutura tridimensional das redes vasculares capilares da retina e da coroideia. Para o efeito, as diferentes camadas devem ser claramente identificadas e segmentadas. Esta segmentação deve ser precisa e é um elemento fundamental para a obtenção de imagens de alta resolução. Pode ser manual ou automática.

- ***Segmentação automática***: existem algoritmos que, por defeito, segmentam automaticamente a rede capilar superficial da retina, a rede capilar profunda da retina, a retina externa e a rede coriocapilar. Trata-se de um método rápido que permite obter imagens de forma normalizada. No entanto, não é isento de risco de erro de segmentação, especialmente em casos de desorganização arquitetural das camadas da retina e da coroideia(6).
- ***Segmentação manual***: é efectuada através de um software

incorporado no equipamento. Permite modificar a segmentação automática e a sua espessura, limitando assim as intercalações de camadas e permitindo uma melhor análise da camada pretendida, nomeadamente em caso de desorganização da arquitetura da máquina da retina e da coroideia(1,5,11).

### 2.2.1. *Parâmetros de qualidade*

A OCTA fornece imagens de alta resolução e permite-nos avaliar as diferentes redes vasculares coriorretinianas: o plexo vascular superficial, o plexo vascular profundo, a retina externa, os coriocapilares e a coroide. A sensibilidade desta nova técnica de imagem permite-nos igualmente destacar os capilares peripapilares situados na camada de fibras ópticas, o que se revelou um elemento interessante para o diagnóstico.

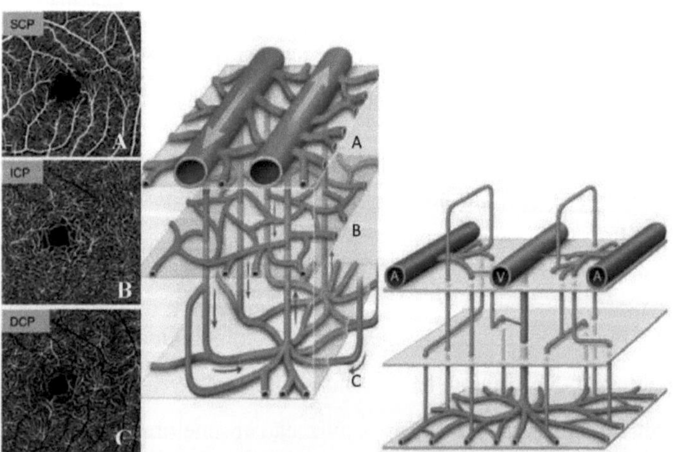


**Figura 2:** Os diferentes plexos vasculares da retina entre a distribuição anatómica e a apresentação OCTA: A :PVS/B :PVI/C :PVP

### 2.2.1.1. O plexo vascular superficial PVS (Figura 3):

Este plexo situa-se entre a membrana limitante interna e a camada plexiforme interna. É a zona visualizada nas secções de varrimento C de 25 mm de espessura ao nível da camada de células ganglionares (A).

O PVS é formado pelos grandes vasos. As artérias (setas amarelas: B) são claramente identificadas e diferem das veias (setas verdes: B) pela presença de um halo de hipo-sinal ao longo do seu trajeto. A análise do PVS revelou vasos de forma contínua e linear, com uma parede homogénea de 75 um de diâmetro. Esta rede superficial caracteriza-se pela sua densidade vascular, onde os vasos se distribuem uniformemente, como uma teia de aranha, formando uma arcada vascular perifoveal de 360° que coroa a zona avascular central (ZAC) (círculo vermelho).

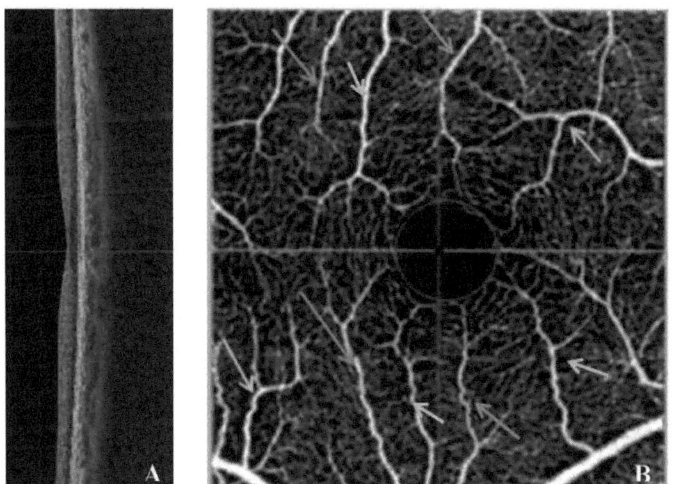


**Figura 3:** Aspeto do PVS normal utilizando secções de 3*3 mm num indivíduo saudável

#### 2.2.1.2. O plexo vascular intermédio PVI (Figura 4):

Localizado entre o plexo superficial e o plexo profundo, abaixo da membrana limitante interna. Graças à OCTA, este plexo tornou-se identificável in vivo, sob a forma de uma densa rede capilar fina na região perifoveal (6).

Os capilares da IVP formam uma rede tridimensional imersa na espessa camada plexiforme interna. A sua topografia é diferente da dos capilares superficiais. De facto, não existem arteríolas a este nível e o plexiforme interno é atravessado por vénulas provenientes do plexiforme externo, que drenam o sangue da PVP e às quais se ligam os capilares da IVP.

Este plexo tem uma distribuição regular em torno da zona avascular central (ZAC): as malhas anastomóticas são mais apertadas e as interligações são mais complexas, e o diâmetro da ZAC é menor do que no PVS. (1,7).

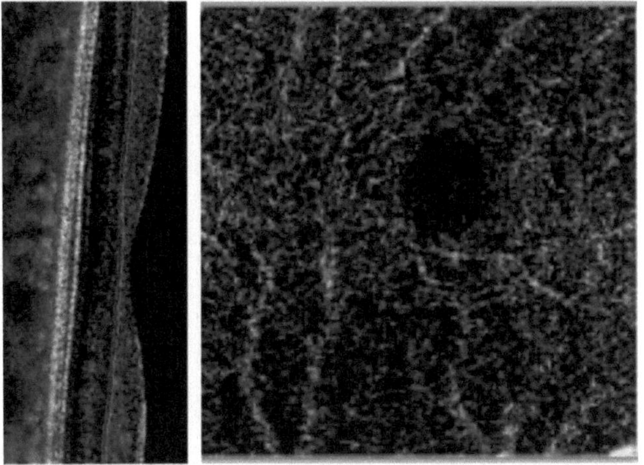

**Figura 4:** Aspeto normal do IVP utilizando secções de 3*3 mm num indivíduo saudável

#### 2.2.1.3. O plexo vascular profundo PVP (Figura 5):

Este plexo vascular está localizado entre as camadas plexiformes interna e externa. Os capilares do PVP estão situados na camada plexiforme externa. Estão dispostos num único plano e organizados em unidades poligonais que convergem em vórtice para uma vénula de drenagem que, após atravessar a camada nuclear interna, a camada plexiforme interna e a camada de células ganglionares, drena para as vénulas superficiais(2).

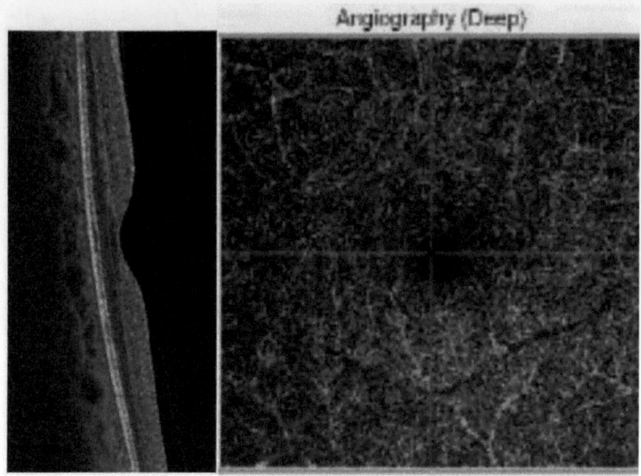


**Figura 5:** Aspeto normal do PVP num indivíduo saudável utilizando secções de 6*6 mm

O complexo vascular ***profundo*** é formado pelos dois plexos intermédio e profundo. É constituído por capilares relativamente homogéneos, responsáveis pela irrigação das camadas profundas da retina interna.

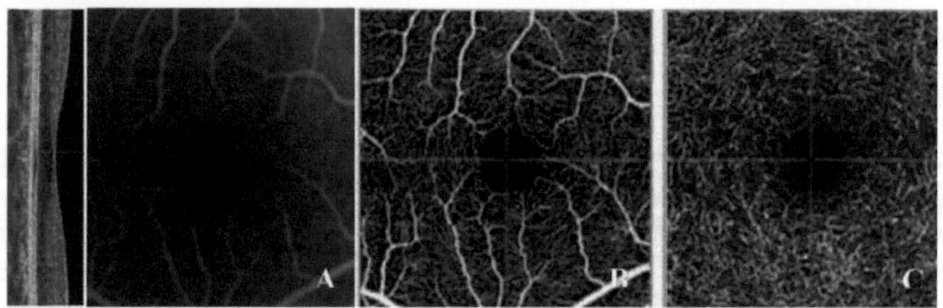


**Figura 6:** Comparação dos diferentes plexos vasculares da retina num indivíduo normal em AF e OCTA utilizando secções de 3*3 mm. A: Aspeto da AF; B: PVS da OCTA; C: PVP da OCTA.

Notamos a melhor individualização dos detalhes vasculares na OCTA em comparação com a AF e a diferença no calibre e distribuição dos capilares. O ZAC parece mais estreito e apertado no PVP em comparação com o PVS e em comparação com a AF.

### 2.2.1.4. A retina externa (figura 7):

Estende-se desde o plexiforme externo até ao epitélio pigmentar. É normalmente avascular. Existe uma sobreposição de funções vasculares entre o 3plexi da retina interna e a circulação coroidal para suportar a retina externa avascular, o que explica o seu aspeto de pontos de hipo e hiper-sinal alternados.

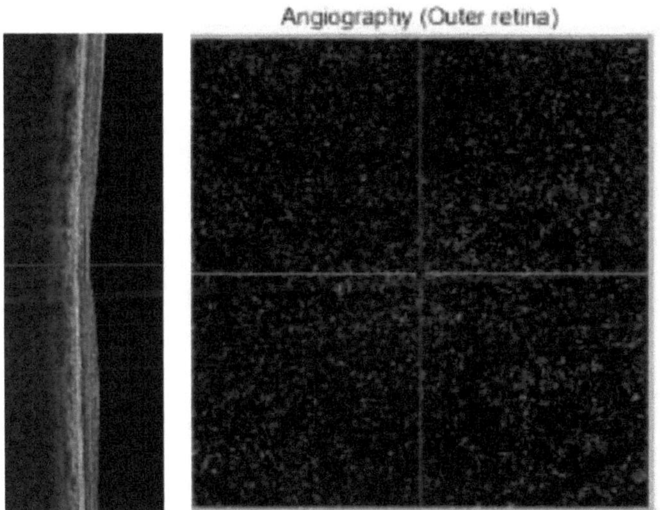


**Figura 7:** Aspeto normal da retina externa na OCTA (6*6mm) num indivíduo saudável

### 2.2.1.5. O coriocapilar (Figura 8):

Estende-se desde a membrana de Bruch até aos 20um abaixo. A

OCTA mostra uma rede de pontos brilhantes que indicam a presença de um sinal de fluxo e pontos escuros que indicam a ausência de fluxo. A interpretação da imagem do coriocapilar normal continua a ser difícil. Por um lado, o sinal de OCT incidente é difractado pelo epitélio pigmentar e, por outro lado, os capilares da coroideia são relativamente largos, com muito pouco espaço inter-capilar, o que torna difícil a deteção dos seus contornos(2,7). No entanto, este contraste entre áreas perfundidas e não perfundidas torna-se evidente no caso de oclusão multifocal aguda dos coriocapilares(12).

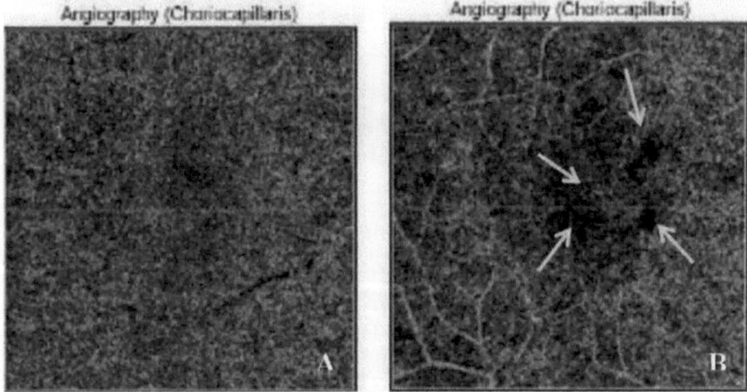


**Figura 8:** Aspeto da coriocapilar em OCTA utilizando secções (6*6mm)

A: indivíduo normal de 40 anos B: indivíduo de 45 anos com antecedentes de hipertensão arterial mal controlada complicada por coroidopatia hipertensiva (áreas de isquémia da coroideia que parecem ter um sinal de hipofluxo (setas amarelas).

### 2.2.1.6. A coroide (figura 9/10):

No olho normal, os grandes vasos da coroideia não são visualizados por OCTA. Este facto deve-se essencialmente à dispersão do sinal luminoso do OCT no epitélio pigmentar e na coriocapilar (2,7).

Camada de Sattler: camada vascular média da coroideia. Esta rede capilar é difícil de identificar devido à atenuação do sinal das estruturas sobrejacentes.

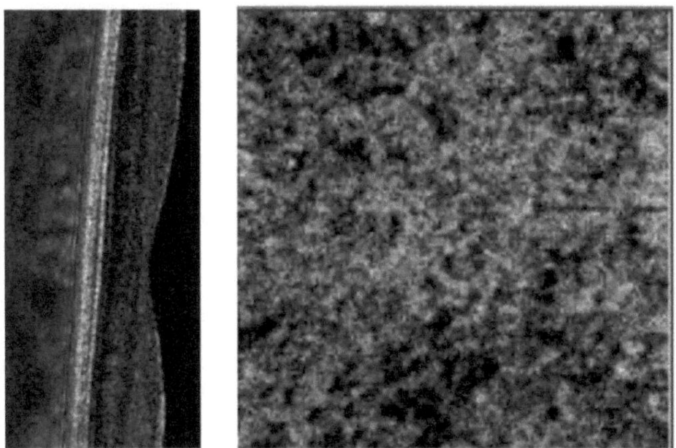

**Figura 9:** Segmentação manual da camada de Sattler num indivíduo normal utilizando secções de 3 x 3 mm.

Camada de Haller: aparece como áreas alternadas de hipo e hipersinal com um calibre vascular muito mais amplo do que o da camada de Sattler.

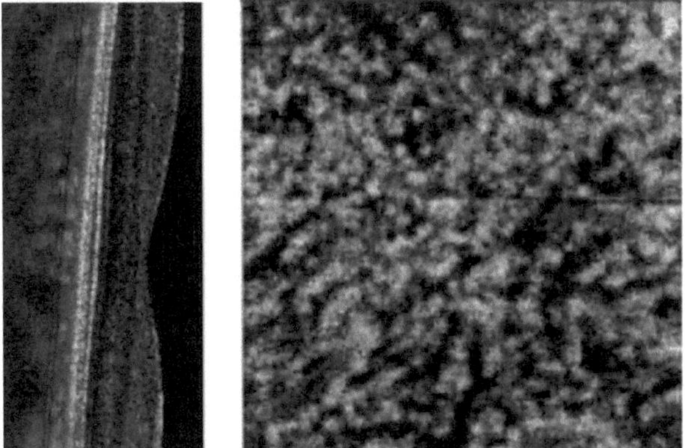

**Figura 10:** Segmentação manual da camada de Haller num indivíduo normal

utilizando secções de 3 x 3 mm.

### *2.2.2. Parâmetros quantitativos*

Para além dos parâmetros qualitativos, a OCTA oferece parâmetros quantitativos para a avaliação objetiva das anomalias da retina. Estes parâmetros fornecem novos biomarcadores objectivos, facilitando o diagnóstico, a monitorização e o tratamento de patologias oculares(1,2,4,5).

- Densidade vascular (DV): é a percentagem da área de superfície ocupada por vasos sanguíneos. Difere consoante a camada medida. Os resultados podem ser expressos camada a camada para toda a superfície de 3 × 3 mm, ou apenas para a zona para-foveal em forma de anel, ou por quadrante desta zona(1,3).
- Índice de fluxo (FI): é o sinal médio de fluxo na área estudada. Fornece uma avaliação da área vascular para além da velocidade do fluxo sanguíneo(2).
- A zona avascular central (ZAC): a medição objetiva da área de superfície da ZAC e do índice de circularidade é um instrumento útil para avaliar e monitorizar doenças caracterizadas pela perda de capilares, como a retinopatia diabética (RD)(2,7).

## 2.3. Artefactos OCTA :

A deteção óptima de cada uma das camadas capilares depende da precisão da segmentação e da eliminação de artefactos. Os artefactos são mais frequentes com a segmentação automática, enquanto a segmentação manual minimiza os erros de aquisição e interpretação(13). Existem três mecanismos principais responsáveis por estes artefactos: a própria tecnologia da OCTA, os algoritmos de aquisição de dados e processamento de imagem e o movimento(9).

A interpretação das imagens deve ter em conta vários artefactos:

- **Artefactos de projeção**: são bastante comuns e resultam da combinação entre a estrutura do vaso retiniano e a fonte do sinal de OCT(4,5,13). De facto, pode haver um artefacto de projeção em espelho de vasos superficiais da retina cujo calibre do lúmen vascular flutua com o impulso sistolo-diastólico cardíaco. Outro mecanismo de artefacto de projeção é o seguinte: quando a luz incidente passa através dos elementos figurativos do sangue em movimento (em vez de ser reflectida), passa através dos vasos sanguíneos e atinge os tecidos subjacentes. A fração de raios incidentes que atravessa os vasos varia ao longo do tempo, gerando um sinal de descorrelação artefactual que é também responsável por artefactos de projeção(14). Os padrões vasculares no plexo superficial são assim duplicados no plexo profundo, na retina externa, que é normalmente avascular, ou na coriocapilar(figura11). Os artefactos de projeção da OCTA podem levar a uma medição imprecisa do índice de fluxo e do DV da retina profunda. Além disso, dificultam a identificação e quantificação das CVNs na retina externa ou podem mesmo ser erradamente reconhecidas como CVNs. A remoção de sinais de fluxo das projecções por software leva a projecções "negativas" que consistem no mesmo padrão vascular com uma aparência escura de ausência de sinal (4,13,14).

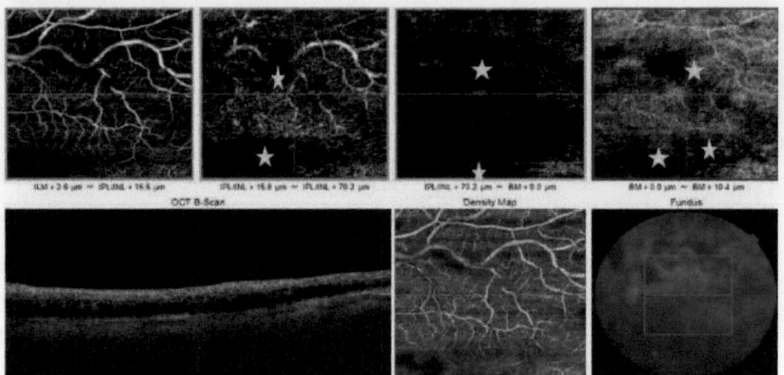

**Figura 11:** Artefacto de projeção com artefacto relacionado com a alteração das propriedades intrínsecas do olho:
Os vasos superficiais estão duplicados no plexo profundo e na coriocapilar (setas vermelhas).
A atenuação do sinal é visível no PVP da retina externa e na coriocapilar secundária a hemorragias retinianas (estrelas amarelas).

➤ **As alterações das propriedades intrínsecas do olho** podem gerar artefactos, quer por mascaramento quer por desmascaramento. Lesões oculares densas como hemorragias, cicatrizes ou pigmentações podem atenuar ou mesmo bloquear a luz, resultando num sinal fraco (Figura 11). A atrofia da retina, por outro lado, está associada a um aumento da refletividade, permitindo uma maior visibilidade dos vasos através do efeito de desmascaramento(1,13,14).

➤ **Artefactos do movimento ocular** :

Os movimentos oculares podem produzir linhas brancas ou um padrão quadriculado secundário à justaposição de duas regiões diferentes com índices de descorrelação diferentes. Podem também dar imagens de vasos esticados, duplicados ou espalhados (figura 12)(1,9,13). A utilização do eye-tracking tem como objetivo limitar os microartefactos de fixação e melhorar significativamente a qualidade do sinal de descorrelação e do contraste. No entanto, a sua utilização aumenta ligeiramente o tempo de aquisição, o que pode alterar a qualidade da imagem(14).

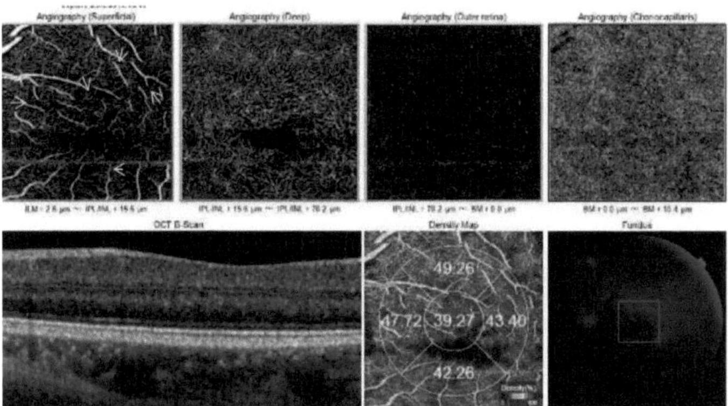


**Figura 12:** Artefacto de movimento :
A aquisição da imagem não está centrada na fóvea. Os vasos mostram um trajeto descontínuo com alinhamento forçado (setas amarelas).

## ➢ Artefactos de segmentação

Uma vez que os mosaicos são definidos principalmente pelos limites das camadas da retina segmentadas automaticamente, é essencial um exame cuidadoso da segmentação para uma interpretação correta. As falhas de segmentação são particularmente comuns em doenças em que o aspeto e a forma da camada da retina são alterados. Por exemplo, o líquido intra-retiniano, os PED volumosos, a neovascularização coroidal e certas atrofias causam frequentemente erros de segmentação. A correção manual facilita e acelera a correção dos limites comprometidos das placas utilizando processos interactivos de correção da segmentação(6,14-16).

## 3. OCTA E RETINOPATIA DIABÉTICA

A RD é a localização retiniana da microangiopatia diabética. É uma consequência da hiperglicemia crónica. As suas primeiras lesões histológicas são o espessamento da membrana basal, a perda de pericitos e depois a perda de células endoteliais nos capilares da retina, levando à sua obstrução. Nas proximidades das pequenas áreas de não perfusão capilar criadas, desenvolvem-se microaneurismas nos capilares vizinhos.

A dilatação e a oclusão dos capilares da retina são as primeiras lesões clinicamente detectáveis da RD, dando origem a dois fenómenos inter-relacionados: a hiperpermeabilidade e a oclusão, que se desenvolvem concomitantemente. A hiperpermeabilidade predomina na região central, levando ao edema macular, enquanto as oclusões afectam principalmente a retina periférica, levando à isquémia da retina. Quando a isquémia é extensa, os neovasos proliferam, levando a complicações neovasculares: hemorragia pré-retiniana, hemorragia intravítrea, descolamento traccional da retina, irite rubeose e glaucoma neovascular.

O diagnóstico da RD é clínico, baseado num exame bio-microscópico do fundo do olho. Este exame permite identificar os diferentes sinais de RD:

- Os microaneurismas e as hemorragias punctiformes da retina são os primeiros sinais clínicos da RD.
- Os nódulos algodonosos indicam a oclusão das arteríolas pré-capilares da retina.
- As hemorragias intra-retinianas sob a forma de "manchas", as

anomalias venosas, tais como a dilatação venosa irregular sob a forma de "rosário" ou de alças venosas (veias ómega) e as anomalias microvasculares intra-retinianas (IRMA) são sinais oftalmoscópicos sugestivos de zonas de não perfusão e de isquémia retiniana grave.

- Os neovasos pré-retinianos e pré-papilares indicam RD proliferativa.
- O espessamento da retina na mácula é uma evidência de edema macular.

No que diz respeito aos testes adicionais, a AF continua a ser o padrão de ouro na RD. Permite uma melhor avaliação destas anomalias microvasculares e uma melhor quantificação da isquémia retiniana, ajudando assim na classificação e na gestão terapêutica da RD (17-20). No entanto, a capacidade da AF para detetar e analisar em pormenor estas anomalias capilares é limitada pela sobreposição dos diferentes plexos e pela difusão do corante secundária à rutura frequentemente associada da barreira hemato-retiniana(21).

A OCTA permite avaliar separadamente os plexos capilares superficiais, intermédios e profundos, ao contrário da AF, que mapeia essencialmente a rede superficial da retina. Permite igualmente explorar a rede vascular macular, nomeadamente nas fases iniciais da RD, quando a AF não está indicada. Tudo isto faz da OCTA uma técnica interessante tanto para o diagnóstico como para a investigação clínica da RD(17).

## 3.1. OCTA e retinopatia diabética

Os sinais clínicos da RD podem ser analisados através da OCTA.

A OCTA fornece imagens de alta definição que permitem uma análise precisa das alterações microvasculares nos diabéticos.

### *3.1.1. Microaneurismas (Figura 13)*

São visíveis na FO como lesões vermelhas punctiformes com bordos bem arredondados e na AF como dilatações focais dos capilares da retina. No OCT em B-scan, o microaneurisma é visível na retina interna (zona anatómica dos capilares da retina) sob a forma de uma lesão arredondada ou oval com bordos nítidos, classicamente com conteúdo hiporreflectivo e tipicamente com hiperreflectividade anular periférica produzindo o sinal do anel(22).

Na OCTA, os microaneurismas aparecem como um sinal de descorrelação arredondado, sacular ou fusiforme, medindo 14 a 136um de diâmetro, mais pequeno do que na AF devido à ausência de difusão do corante e, na maioria das vezes, no limite de uma zona de não perfusão (20). São mais numerosos no leito profundo do que no plexo superficial, confirmando o que foi demonstrado na histologia e indicando que as alterações microvasculares nos diabéticos são mais precoces e mais graves no PVP do que no PVS(17,23,24). No entanto, a sensibilidade da OCTA para a deteção de microaneurismas é inferior à da AF, e apenas 60% dos microaneurismas visualizados pela AF são detectados pela OCTA(25). De facto, de acordo com Viritti D et al(20), os microaneurismas com conteúdo hipo-reflexivo no B-scan OCT parecem ser detectados menos frequentemente na OCTA do que aqueles com conteúdo moderado ou hiper-reflexivo. Isto sugere que o fluxo sanguíneo nestas lesões é demasiado lento ou turbulento e, portanto, não é identificável, ou que o conteúdo do aneurisma é baixo em eritrócitos e/ou parcialmente trombosado e esta falta de fluxo é responsável pela ausência de sinal de descorrelação, ou porque é difícil diferenciá-los a partir de uma secção capilar vertical (22,25,26).

Dado que os microaneurismas são um sinal precoce e um indicador importante da progressão da RD, a falta de deteção de certas lesões pode representar uma desvantagem na análise da RD por OCTA (25). Curiosamente, Hwang e colegas mostraram que as áreas de fuga para a AF, atribuídas a grandes microaneurismas, foram identificadas na OCTA como pequenos aglomerados de neovascularização vertical proeminente na cavidade vítrea(20,27).

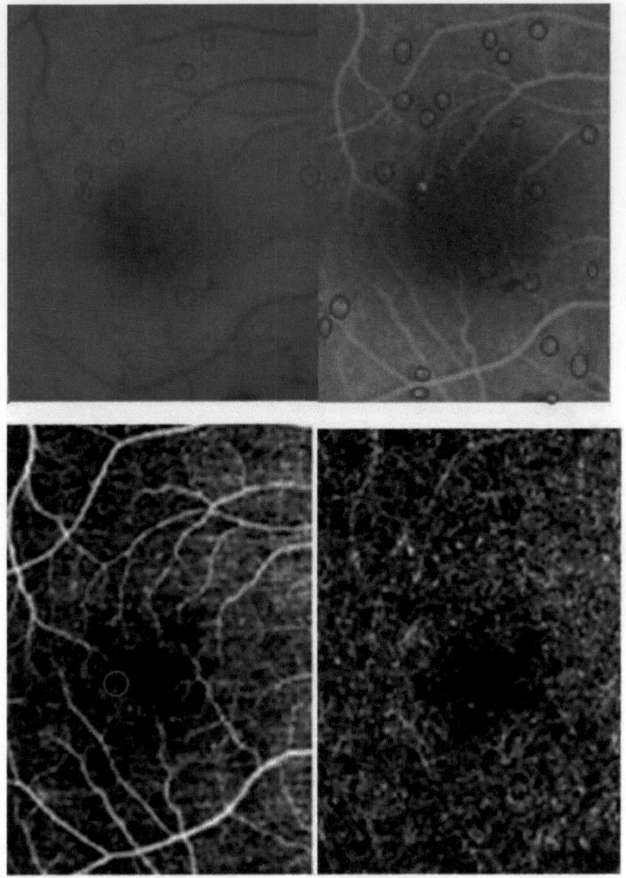

**Figura 13:** Microaneurismas entre a aparência clínica, a AF e a OCTA: 45 anos de idade com RDNP grave: os microaneurismas (círculos vermelhos) aparecem mais numerosos na AF em comparação com os observados clinicamente. Na OCTA, os microaneurismas no PVS parecem ser menos numerosos do que no PVP.

### *3.1.2. Microhemorragias (Figura 14):*

No OCT B-scan, as micro-hemorragias aparecem como lesões pequenas, mal definidas e hiper-reflectivas nas camadas internas da retina (24).

Em OCTA, como são lesões não perfundidas, não dão sinal de descorrelação, mas podem mascarar o leito capilar e dar origem a uma falsa aparência de rarefação focal do fluxo(28).

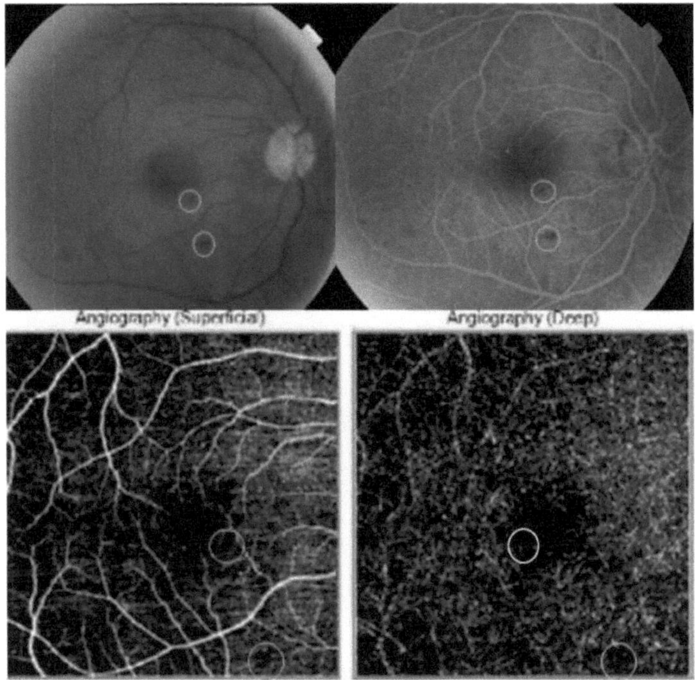

**Figura 14:** Tradução de hemorragias em FA e OCTA :
45 anos com RD não-proliferativa: hemorragias flamejantes na zona peri-macular (círculos amarelos) que provocam um efeito de máscara na AF (lesões hipofluorescentes) e na OCTA em lesões com sinal devido à ausência de fluxo secundária ao mascaramento do sinal de descorrelação pelas hemorragias.

### *3.1.2. Nódulos cotonosos :*

Indicam a oclusão das arteríolas pré-capilares da retina.

No OCT B-scan, os nódulos cotonosos aparecem como uma

lesão nodular hiper-reflexiva focal da retina interna e causam um espessamento localizado da camada de fibras ópticas. Na OCTA, não é detectado fluxo dentro desta lesão isquémica hiper-reflectiva(20).

### *3.1.3. Anomalias microvasculares intrarretinianas (IRMAs) e neovasos pré-retinianos e pré-papilares (NVs):*

As AMIRs são dilatações vasculares e telangiectasias que se desenvolvem na periferia das áreas de oclusão capilar; são neovasos intra-retinianos. Os neovasos pré-retinianos e pré-papilares aparecem sob a forma de uma malha vascular na superfície da retina ou da papila.

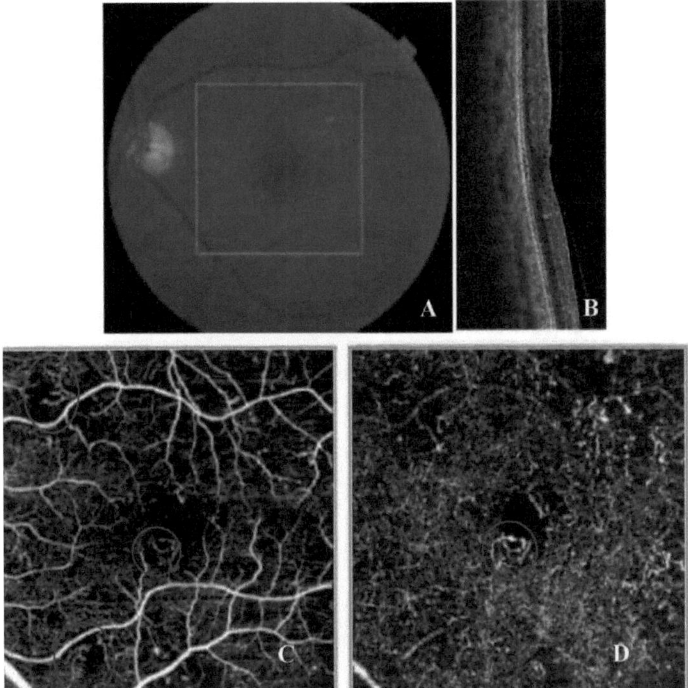


**Figura 15:** AMIRs visualizadas no PVS e no PVP :
RD não proliferativa grave (A) com visualização de AMIR sob a forma de dilatações vasculares intrarretinianas anárquicas visualizadas no PVS (C) e PVP (D) (círculos vermelhos).

No exame OCT-B, os neovasos são visíveis sob a forma de hiper-refletividade na junção entre o vítreo e a retina, ao contrário dos AMIR que permanecem intra-retinianos(22,29).

Em OCTA, estas lesões são facilmente visíveis. Este facto pode ser explicado pela rapidez do fluxo sanguíneo para estas lesões e pela ausência de mascaramento pela difusão do corante (30).

Os AMIR aparecem como vasos anormalmente dilatados numa

extensa área de rarefação do fluxo, mas que permanecem no plano da retina, ao contrário dos neovasos. No entanto, embora se desenvolvam preferencialmente à custa do PVS, os AMIR também podem ser visualizados na camada PVP devido a artefactos de projeção (31).

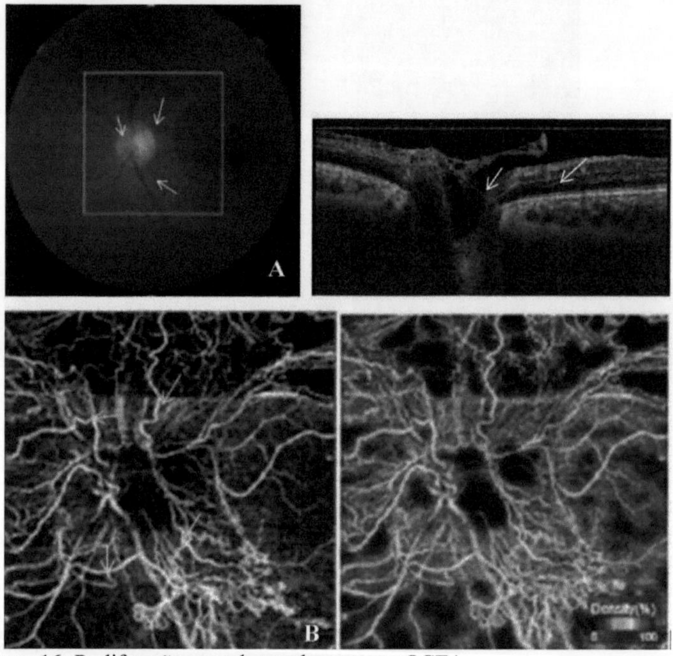


**Figura 16:** Proliferação vascular exuberante em OCTA :
NV pré-papilar numa mulher de 47 anos com ROP sem tratamento. Podem ser observadas colunas vermelhas de sangue anormais na cabeça do nervo ótico (setas brancas), mas a sua morfologia detalhada não é claramente visível. (B): A OCTA do disco ótico mostra claramente a morfologia da NV pré-papilar; vasos com grandes troncos (setas amarelas), alças terminais e ligações anastomóticas no bordo exterior da neovascularização (estrelas vermelhas). A caraterística mais distintiva deste tipo de neovascularização é a proliferação vascular exuberante, que pode ser identificada como uma proliferação irregular de novos vasos de pequeno calibre.

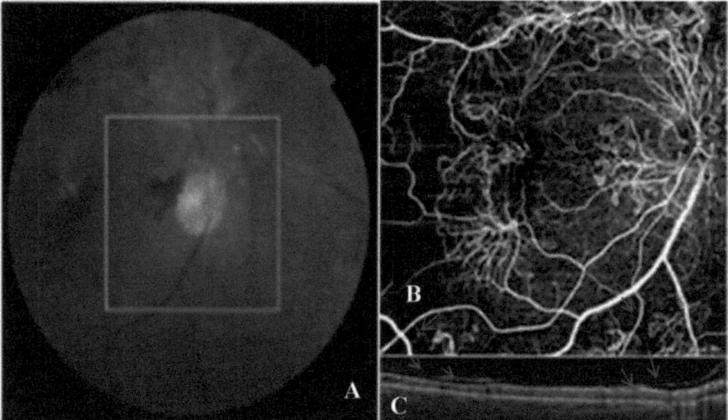


**Figura 17:** OCTA e RD FLORIDA : RD Florida numa mulher de 30 anos. A: O FO mostra a presença de múltiplas proliferações fibrovasculares que ocupam todo o pólo posterior. (B) A secção de OCT mostra a presença de múltiplas hiper-reflexibilidades vítreas associadas a redes neovasculares (setas vermelhas). C: A OCT utilizando cortes de 9*9 mm mostrou um mapeamento exato da NV pré-retiniana sob a forma de proliferação vascular exuberante (EVP) (setas vermelhas).

Outra vantagem da OCTA é que, com esta técnica, os bordos dos neovasos permanecem bem definidos devido à ausência de difusão do corante e a área de superfície neovascular pode ser quantificada(32). Isto significa que esta técnica de imagem pode ser utilizada não só para o diagnóstico, mas também como um meio não invasivo de monitorizar os doentes diabéticos e avaliar a eficácia terapêutica. De facto, Akihiro Ishibazawa e colaboradores demonstraram que a NV em doentes com ROP pode ser morfologicamente dividida em dois tipos principais: NV com PVE e sem PVE. A PVE, que é o crescimento intenso de vasos irregulares de pequeno calibre localizados na margem de novos vasos, representa provavelmente uma proliferação ativa, uma vez que quase todos os olhos sem tratamento com ROP (95%) tinham lesões com PVE. Esta taxa continua a diminuir durante o tratamento(33).

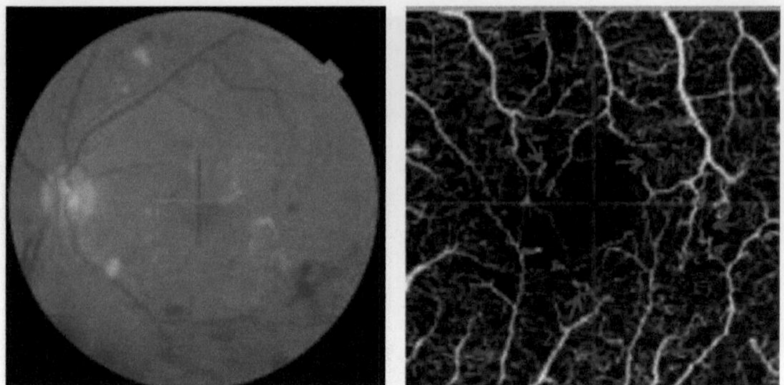

**Figura 18:** As diferentes lesões elementares da diabetes em OCTA :
1 micro aneurisma
2 laço vascular
3 : AMIR
4 Desmembramento da ZAC
5 zona de isquémia

Assim, a OCTA parece ser uma ferramenta de imagem interessante para os doentes diabéticos. No entanto, o campo de visão é praticamente a única limitação real desta técnica na RD. No entanto, os actuais sistemas de A-OCT permitem a combinação e reconstrução automática das imagens adquiridas, permitindo assim uma boa visualização da retina posterior e da periferia média (26).

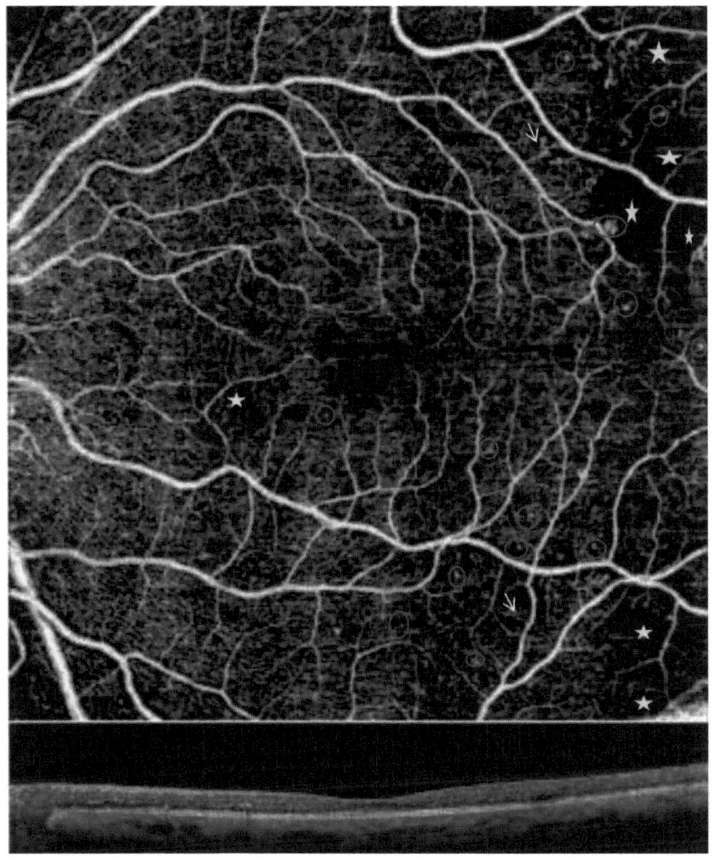

**Figura 19:** Visão geral do PVS de um doente diabético utilizando secções de 9*9 mm nos casos em que a injeção de fluoresceína está contra-indicada: microaneurismas (círculos vermelhos), áreas de isquémia (estrelas amarelas). AMIR (setas brancas)

## 3.2. Edema macular diabético

Trata-se da acumulação de líquido extracelular na retina macular, provocando o seu espessamento. O espessamento está associado, em graus variáveis, a outras lesões, principalmente a cavidades intra-retinianas, mas também ao descolamento seroso da retina (DER), a exsudados, a oclusões capilares e a anomalias da interface vítreo-macular.

Dada a difusão precoce e por vezes intensa presente na AF, a OCTA parece ser o exame de eleição para estudar as alterações vasculares associadas ao EMD.

### *3.2.1. Contribuição da OCTA na patogénese do edema macular diabético :*

Em condições normais, os fluidos em excesso são eliminados para a cavidade vítrea ou para o PVS ou PVP através de canais aquosos (aquaporinas) e de potássio. No caso do EMD, a barreira hemato-retiniana interna é quebrada e o fluido difunde-se para o tecido retiniano.

Segundo Spaide et all (34), devido à pressão hidrostática provavelmente mais baixa na PVP, haveria um fluxo de fluido da PVS para a PVP onde seria reabsorvido, se esta estivesse intacta. No caso de oclusão dos capilares da PVP, os mecanismos de reabsorção seriam alterados e o fluido acumular-se-ia sob a forma de quistos intrarretinianos nas áreas de oclusão dos capilares profundos (figura 20).

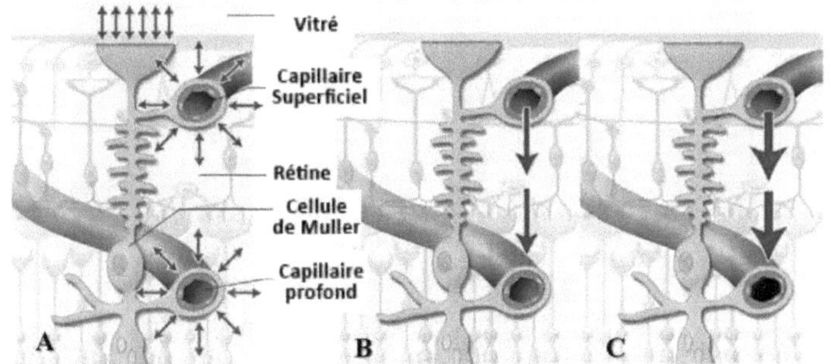


**Figura 20:** Patogénese do edema da retina: A: Em condições normais. B**:** Em caso de rutura da barreira hemato-retiniana interna **C:** Em caso de oclusão dos capilares do plexo profundo

### *3.2.2. Exsudados (figura 21/22) :*

Trata-se de acumulações lipídicas no interior da retina. São depósitos amarelos, dispostos em anel à volta de anomalias microvasculares (microaneurismas ou (AMIR)).

No OCT B-scan, os exsudados localizam-se principalmente nas camadas nucleares e plexiformes externas e são muito hiper-reflectivos, com bordos nítidos e um cone de sombra marcado (figura 21). Na OCTA, aparecem paradoxalmente com hiper-sinal devido à reflexão do sinal de descorrelação dos vasos perfundidos localizados à frente (figura 22).

Estes exsudados, especialmente os pequenos, podem ser confundidos com microaneurismas. A análise simultânea da OCT-B e da OCTA permite distinguir entre os dois(20).

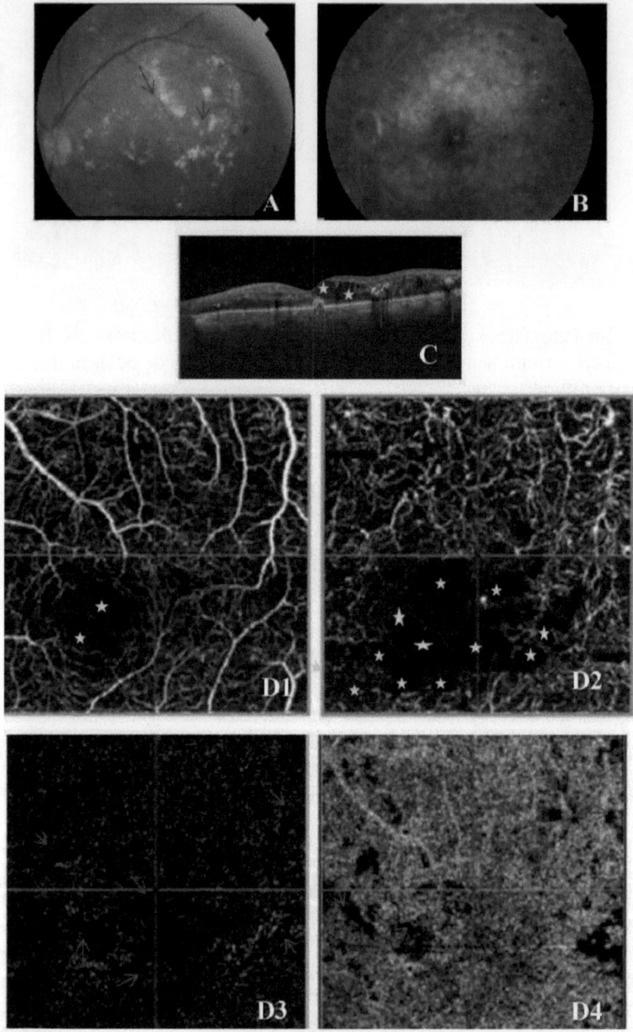


**Figura 21:** Exsudados profundos em OCTA.

Mulher de 70 anos: FO: RDNP grave com edema macular clinicamente significativo e placas exsudativas profundas (setas vermelhas) (A).AF: os exsudados profundos são angiograficamente pouco representativos (B). SD OCT: espessamento retiniano difuso com bolsas de edema hipo-reflexivas (estrelas amarelas) e exsudados profundos hiper-reflexivos com sombreamento posterior (setas vermelhas) (C).

OCTA: os exsudados não são traduzidos no PVS (D1) e no PVP (D2); na retina externa (D3) os exsudados mascaram o sinal de descorrelação (setas vermelhas). Coriocapilaris (D4): rarefação global da vascularização com zonas de hipo-sinal secundárias ao mascaramento devido à presença de logettes cistóides e zonas de sinal secundário a exsudados profundos.

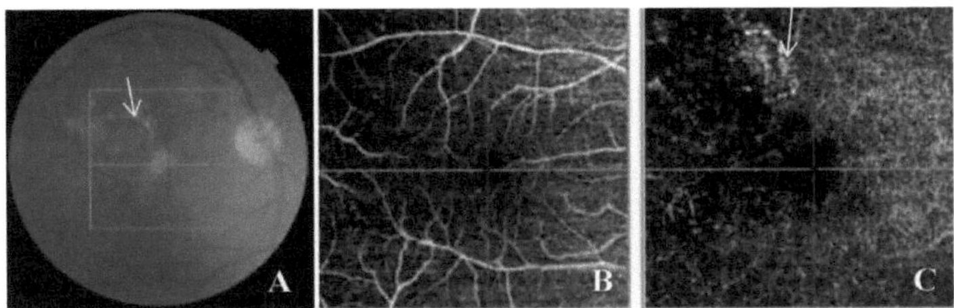


**Figura 22:** Exsudados lipídicos e hiper-sinal de descorrelação artefactual.
Os exsudados lipídicos (A) não foram traduzidos ao nível do PVS da OCTA com um hipersinal artefactual ao nível do PVP (C) (setas brancas).

### 3.2.4: Bolsas de edema macular (figura 23)

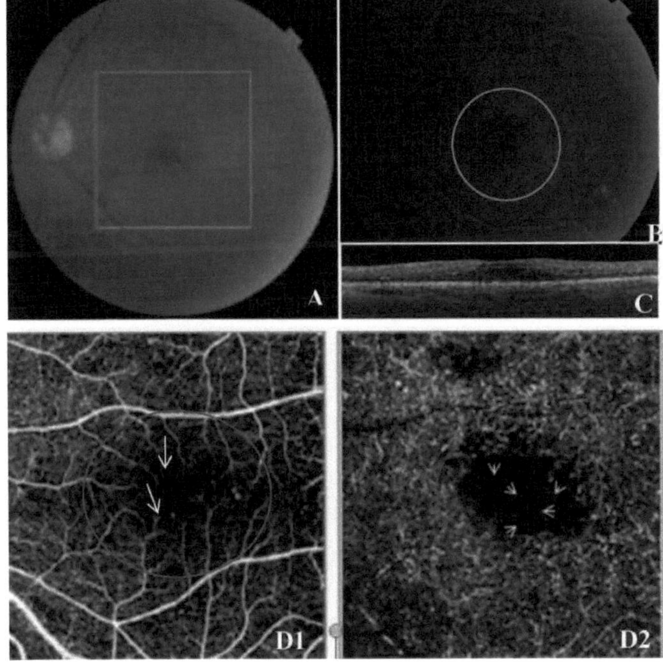


**Figura 23:** OCTA e caixas cistóides

RD moderada não-proliferativa com OM cistoide (A). As manchas cistóides são vistas na AF como impregnação das manchas em forma de favo de mel (B), na OCT B scan como hipo-reflexia redonda de diferentes tamanhos, na OCTA como alargamento da ZAC com rutura do círculo anastomótico perifoveal no PVS (seta branca) (D1). As manchas cistóides são melhor vistas no PVP como áreas de sinal num fundo de hipoperfusão em hipoperfusão (D1).

(círculos azuis) separados por trajectos de hipo-sinal (setas amarelas) secundários a áreas reprimidas por logetes cistóides (D2).

Trata-se de lesões císticas intra-retinianas ligadas à acumulação de líquido no compartimento extracelular da retina e estão associadas a microaneurismas e ao alargamento da ZAC.

Na OCT B-scan, as logettes são arredondadas ou ovóides, de tamanho variável e conteúdo hiporeflectivo (35) (figura 21/23). Na OCTA, as logettes são também arredondadas ou ovais, negras, totalmente desprovidas de sinal de fluxo, localizadas perto de áreas de anomalias microvasculares e associadas a uma diminuição da densidade capilar tanto no plexo profundo como no superficial. São mais frequentes e mais extensas no PVP e sobrepõem-se perfeitamente às logettes presentes na imagem OCT B-scan.

Após a cicatrização do EMD, as áreas anteriormente ocupadas pelos quistos permanecem desprovidas de capilares e, se o EMD recidivar, os logetes reaparecerão preferencialmente nestas áreas(36).

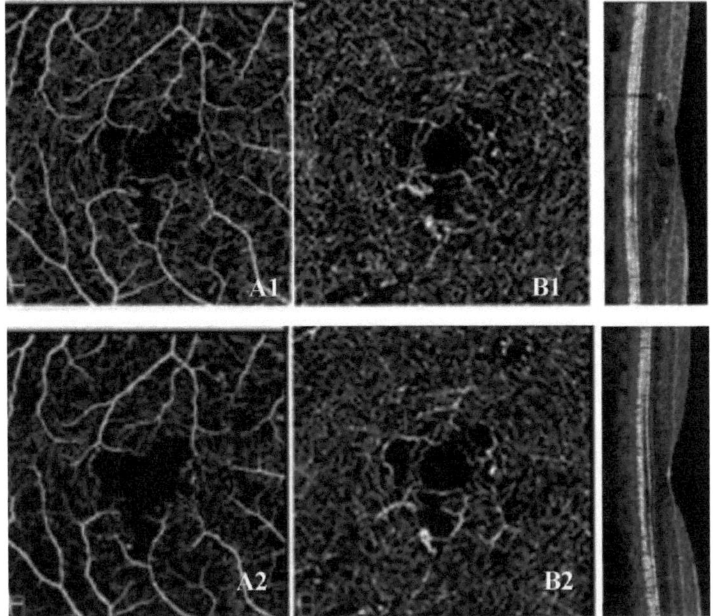


**Figura 24:** Aspeto dos diferentes plexos vasculares da retina após tratamento com anti-VeGF (37) :

A1/B1: cortes de OCT B através do PVS (A1: antes do tratamento anti-VEGF. B1: após o tratamento anti-VEGF.

A2/B2: PVP A2 antes do tratamento. B2 após o tratamento.

A3/B3: PVP A3 antes do tratamento. B3 após o tratamento.

Verificou-se o desaparecimento das logettes cistóides nos exames B, com desaparecimento da OMD. Os cortes OCTA mostram a presença de um alargamento da ZAC após o tratamento com uma rutura do círculo anastomótico perifoveal (setas amarelas) que predomina ao nível do PVS com uma redução da DV (perda capilar perimacular) (círculos vermelhos).

## 3.3. Quantificação da zona avascular central

Graças à OCTA, é igualmente possível visualizar com maior precisão as zonas de não perfusão capilar macular e obter valores e um mapa desta densidade.

No caso da RD, a densidade capilar macular média é reduzida tanto no plexo superficial como no profundo. Esta densidade está correlacionada com a gravidade da RD (35)(38). Consequentemente, a evolução da RD pode ser monitorizada medindo a evolução do ZAC, e qualquer alargamento progressivo do ZAC é um sinal da gravidade da RD (39).

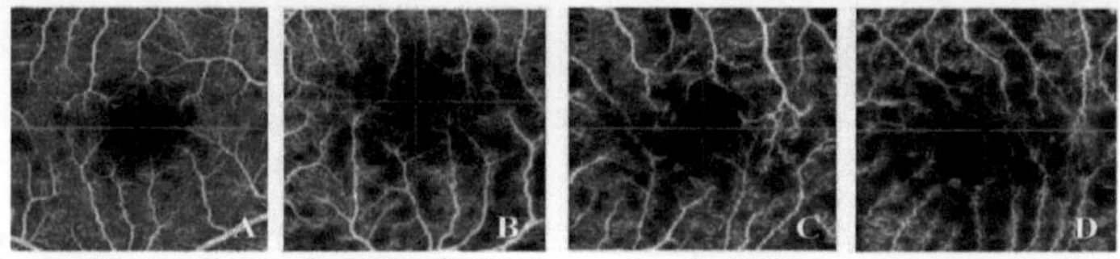


**Figura 25:** Avaliação do DV e da ZAC macular do PVS com a progressão da RD em indivíduos da mesma idade.
A: indivíduo diabético sem sinais de RD, B: indivíduo com RD moderada, C: indivíduo com RD grave, D: indivíduo com ROP. Verifica-se uma diminuição da densidade vascular no PVS à medida que a RD progride, com alargamento da ZAC e rutura do círculo anastomótico perifoveal.

Além disso, foi demonstrada uma correlação anátomo-funcional entre a densidade capilar e a acuidade visual (AV). De facto, Samara et al (40) relataram uma correlação negativa entre a AV e a densidade vascular no PVS e no PVP, enquanto Dupas et all (41) sugeriram que esta correlação é essencialmente com o PVP.

## 3.4. Alterações do leito capilar (Figura 25 -26) :

Com a OCTA, é possível a análise confocal dos diferentes planos vasculares. Como resultado, foi possível identificar alterações precoces no leito capilar do PVS, PVI e PVP, mesmo nas fases subclínicas da RD.

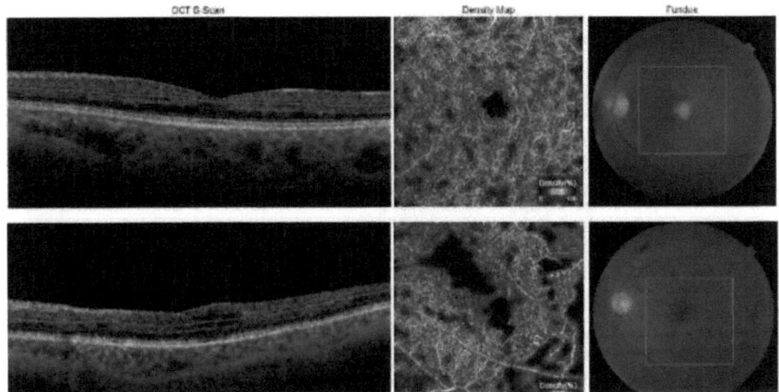


**Figura 26:** Comparação da densidade vascular do PVP entre um doente diabético sem sinais de RD e um doente diabético com RD grave não proliferativa.

Há uma redução da densidade vascular no PVP, com áreas de ausência de fluxo em azul contrastando com áreas de hiperfluxo em toda a volta.

Na RD, todos os plexos são afectados. No entanto, o envolvimento capilar na PVP é sempre mais precoce e mais grave do que na PVS(23,25). Por outro lado, o envolvimento micro-vascular é específico de cada plexo:

- **No plexo superficial**, há rarefação capilar com áreas de não perfusão, que aparecem como áreas cinzentas irregulares delimitadas longitudinalmente por capilares (42). E, como já foi demonstrado, o ZAC está aumentado em comparação com indivíduos normais.

➢ **No plexo profundo**, a densidade capilar é globalmente reduzida, mas com zonas de não perfusão menos bem delimitadas. Além disso, a arquitetura normal do vórtice descrita por Bonnin et al (43) já não é respeitada e verifica-se sistematicamente uma desorganização do PVP.

## 3.5: ANOMALIAS DA CORÓIDE

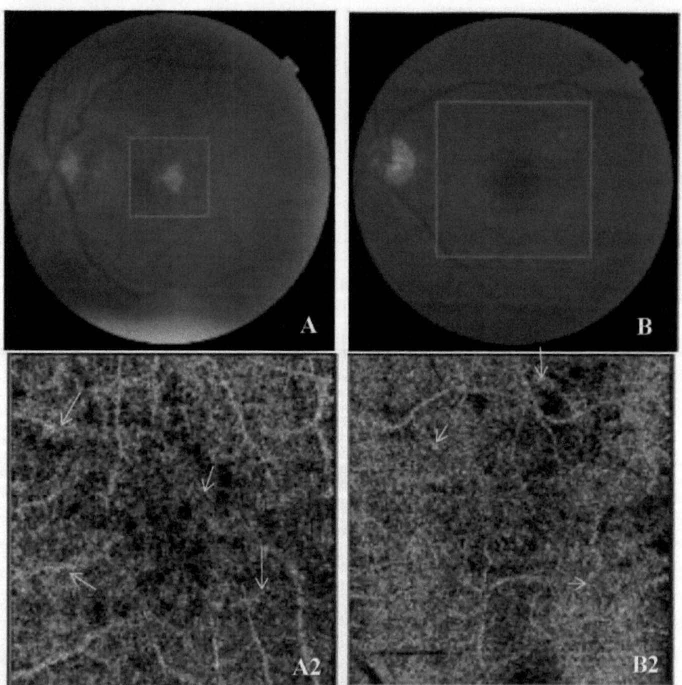


**Figura 27:** OCTA e alterações vasculares da coriocapilar durante a RD. Al: RD moderada não proliferativa num doente de 52 anos. B1: Secção OCTA de 3*3 mm da coriocapilar. A2: RD pré-proliferativa num doente de 45 anos. B2: Secção OCTA de 6*6 mm da coriocapilar.
Verifica-se uma diminuição do DV com áreas de isquémia em hipossinal (setas

amarelas) com dilatação vascular coriocapilar (setas vermelhas).

Foram demonstradas alterações da coroideia em doentes diabéticos(44,45) e a OCT permitiu que estas alterações da coroideia fossem avaliadas de forma não invasiva e quantitativa.

**No** exame **OCT-B**, observou-se um adelgaçamento da coroideia, particularmente da coriocapilar e da camada retrofoveolar dos vasos médios (46).

**No caso da OCTA**, a análise da coroideia é melhor com a SS-OCTA(47). Com a SD-OCTA, é limitada pela hiper-refletividade do epitélio pigmentar e pelo hiper-sinal da coriocapilar. Esta análise mostrou a presença de remodelação vascular com vasos coroidais irregulares e tortuosos próximos das descrições histológicas(48) e uma diminuição da densidade vascular da coriocapilar (figura 27)(49,50). A densidade e o volume vascular da coroideia estão inversamente correlacionados com o grau de gravidade da RD (47).

## 3.6. Contribuição da OCTA na ausência de sinais clínicos de RD (figura 28-29):

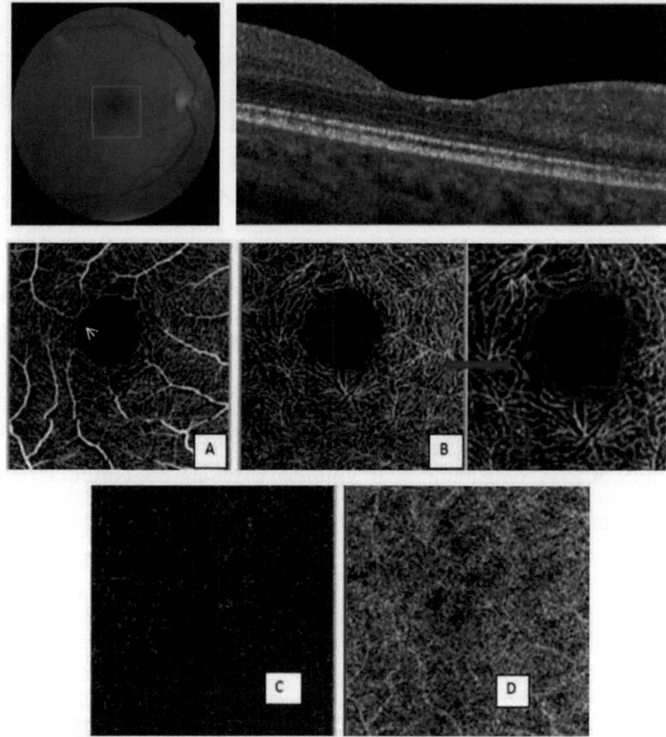


**Figura 28:** Contribuição da OCTA na ausência de sinais de RD
O doente tinha 55 anos e era diabético há 7 anos, sem sinais de RD no FO. OCTA: secção de 3 x 3 mm: havia uma área de rutura do círculo anastomótico perifoveal no PVS. No PVP, havia dilatação vascular (setas amarelas) com alargamento da ZAC, que parecia maior do que o seu tamanho no PVS (B), e áreas de hipoperfusão de hipointensidade na coriocapilar (setas vermelhas) (D).

A OCTA permite detetar alterações capilares mesmo antes do aparecimento de sinais de RD no exame clínico e na AF(7). Esta técnica tem revelado anomalias que predominam no PVP, mas que também afectam o PVS e a Coriocapilar, confirmando os achados fisiopatológicos nos cortes histopatológicos(8). A OCTA mostrou uma diminuição da densidade capilar, visualização de microaneurismas com rarefação capilar ao seu nível e irregularidade da FAZ com ou sem aumento do seu diâmetro(8,22). Este facto poderia fazer dela um meio possível de rastreio da retinopatia diabética antes do aparecimento do mais pequeno sinal clínico (39).

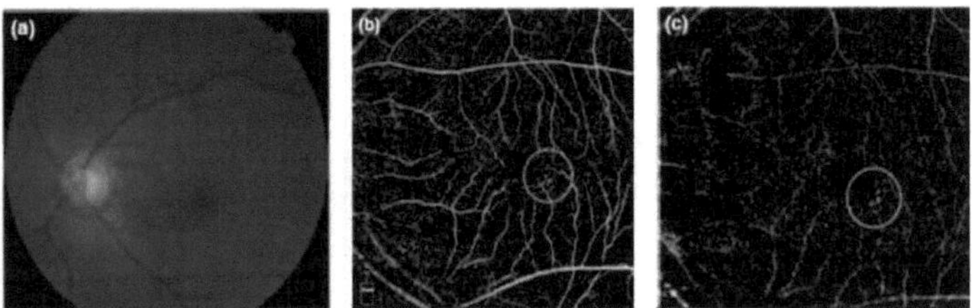


**Figura 29:** Microaneurismas em OCTA sem sinais de RD
Caso típico de um doente sem sinais de RD no FO e que apresenta microaneurismas (círculos amarelos) que são detectáveis por OCTA no PVS e PVP (40).

# 4. OCTA E DEGENERESCÊNCIA MACULAR RELACIONADA COM A IDADE

A degenerescência macular relacionada com a idade (DMRI) é um grupo de lesões degenerativas, não inflamatórias e adquiridas da região macular que ocorrem num olho previamente normal em indivíduos com mais de 50 anos de idade e que resultam em alterações maculares que combinam várias anomalias do EP e da retina sensorial e/ou drusas e NVC (51). Trata-se de uma doença grave e que provoca cegueira, representando a principal causa de deficiência visual após os 50 anos de idade nos países industrializados.

Do ponto de vista fisiopatológico, a DMRI é de etiologia desconhecida. Os seus principais factores de risco, para além da idade, são os factores hereditários e o tabagismo. A disfunção da unidade funcional: EP - Bruch's Mb - choriocapillaris constitui o seu primum movens (52).

Trata-se de uma doença progressiva, com fases precoces agrupadas sob a designação de maculopatia relacionada com a idade (DMRI), sem repercussões funcionais, e fases tardias com comprometimento da função visual central, em que se distinguem duas formas: a DMRI exsudativa e a DMRI atrófica. É possível passar de uma forma exsudativa para uma forma atrófica e vice-versa, ou mesmo que ambas coexistam.

## 4.1. OCTA e maculopatia relacionada com a idade :

A MLA é a forma inicial da DMRI. Embora possa permanecer estável e não evolua sistematicamente para DMRI, a sua existência é um fator de risco e justifica uma monitorização cuidadosa.

A MLA é caracterizada clinicamente por alterações no PE e no drusen. As alterações do PE podem apresentar-se sob a forma de hiperpigmentação ou hipopigmentação, e o drusen pode ser miliar, seroso isolado ou confluente, pseudodrusen reticulado, cuticular, retrátil ou drusen fantasma(53).

Anteriormente, a MLA era monitorizada através de fotografias de fundo de olho a cores. Com o advento da OCT, este passou a ser o exame de referência para a análise de drusas.

Na OCTA, na maioria dos casos, as drusas causam artefactos e um efeito de mascaramento da coriocapilar. No entanto, esta técnica de imagem pode fornecer informações sobre a perfusão da coriocapilar e o risco neovascular das lesões(53,54).

> **Drusas serosas (figura 30)**:

São frequentes, de grandes dimensões, de forma irregular e de contorno pouco nítido.

No exame OCT-B, aparecem como múltiplas elevações em cúpula do PE, moderadamente reflectoras. Podem fundir-se para formar o descolamento drusenóide do PE sob a forma de uma elevação irregular e irregular com conteúdo hiper-refletor.

Em OCTA, estas drusas conduzem mais frequentemente à atenuação do sinal coriocapilar e a erros de segmentação (55).

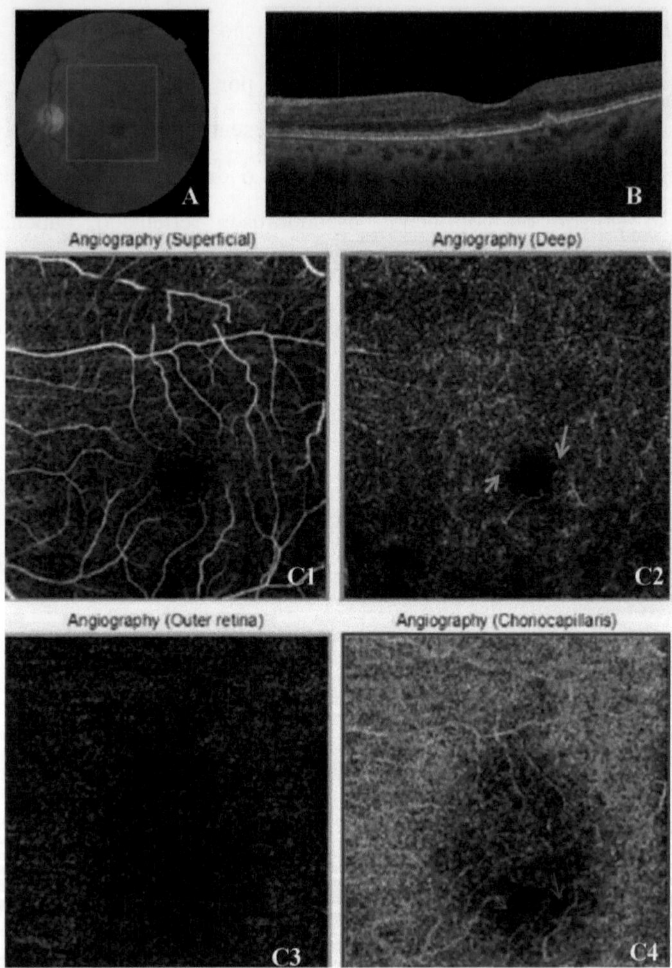


**Figura 30:** OCTA e drusas serosas.

O FO de uma doente de 65 anos mostra drusas serosas peri-maculares confluentes (A). O exame OCTB mostrou elevações hiper-reflectoras do EP em relação às drusas (B). A OCTA mostrou um aspeto normal do PVS (C1). No PVP, havia uma rutura do círculo anastomótico perifoveal (setas verdes) com alargamento da ZAC. Existem também dilatações vasculares anómalas na área peri-macular (círculos vermelhos) (C2). Ao nível da coriocapilar, as drusas manifestam-se por zonas de sinal a num intervalo de hipo-sinal relacionado com uma diminuição da densidade vascular da coriocapilar que ultrapassa os limites das drusas (círculo vermelho). As drusas aparecem com sinal a (setas vermelhas) devido à atenuação do sinal da coriocapilar.

## ➢ Retículas pseudo-drusen ou drusen azul (figura 31):

São de cor amarelada e localizam-se principalmente nas arcadas temporais superiores.

No exame OCT B, são densas, hiper-reflectivas, localizadas anteriormente ao EP e associadas a uma coroide diluída (56).

Com a OCTA, foi demonstrada uma diminuição considerável da densidade vascular e do índice de sinal de descorrelação ao nível da coriocapilaris associada a áreas maiores de não perfusão (55,57).

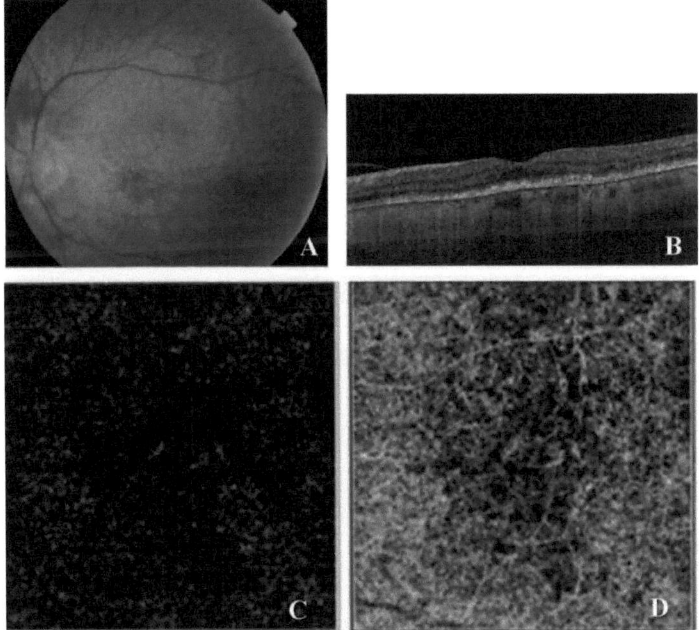


**Figura 31:** OCTA e pseudo drusas reticuladas
Trata-se de uma mulher de 62 anos que apresentou BVA progressivo em ambos os

olhos. O exame do OF revelou pequenos drusen amarelados que ocupavam todo o pólo posterior a favor de drusen reticulado (A).
O exame OCT B mostra a presença de irregularidades hiper-reflexivas no PE (B). A OCTA mostra, ao nível dos coriocapilares (D), a presença de áreas de hipoperfusão em hipo-sinal com mascaramento de sinal secundário à presença de drusas. Existem também dilatações vasculares anómalas de hiper-sinal da coriocapilar entre as drusas (setas vermelhas).

➢ **Drusas vascularizadas (figura 32/33)**:

Esta é uma entidade recentemente descrita com OCTA. Estas lesões mimetizam drusas serosas mas estão associadas a um hiper-sinal da coriocapilar. Inicialmente foram consideradas como neovascularização macular tipo 1, mas posteriormente foram encontradas na DMRI intermédia, colocando assim o problema do diagnóstico diferencial entre grandes drusas e neovascularização tipo 1 lentamente progressiva(55,58,59).

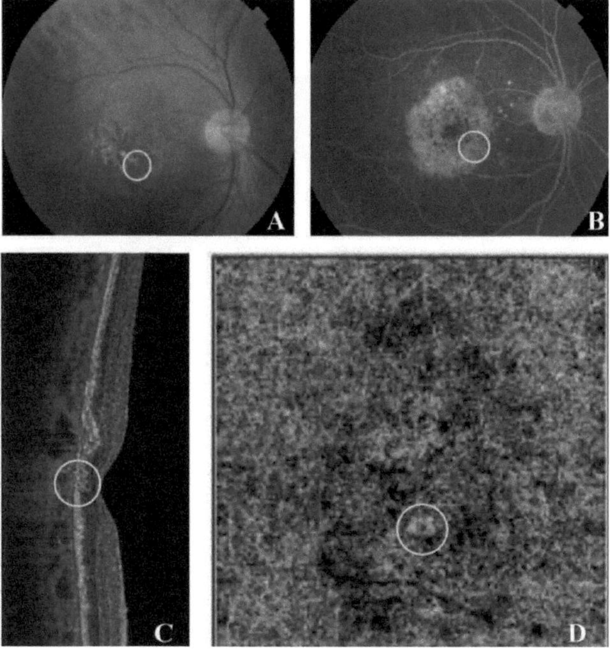


**Figura 32:** Drusas vascularizadas em imagens multimodais1.

Uma grande lesão drusenóide amarelada (seta vermelha) com pequenas lesões drusenóides confluentes (círculo amarelo) é visível em FO (A). Na AF, existe hiperfluorescência macular devido ao efeito de janela, com lesões hipofluorescentes correspondentes a drusas sem hiperfluorescência secundária a NVC (B). Os cortes de OCT mostram um EPD drusenóide em forma de cúpula com hiper-refletividade heterogénea do EP correspondente a drusas confluentes (C). A OCT da coriocapilar mostra uma rede de hiper-sinal neovascular, que corresponde ao sinal de fluxo dentro da drusa confluente (D).

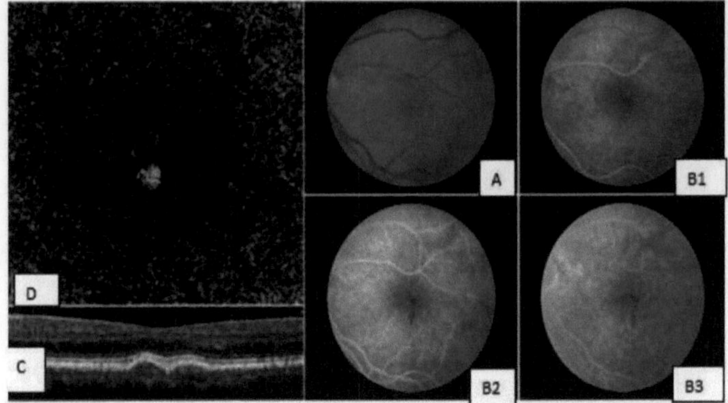


**Figura 33:** Drusen vascularizado na imagiologia multimodal 2 (60).
Uma lesão drusenóide amarela típica é observada na imagem FO (setas vermelhas). Na imagem FA, não é evidente qualquer hiperfluorescência (setas vermelhas B1/B2/B3). A OCT (C) mostra uma elevação em forma de cúpula do EP drusenóide com hiper-refletividade heterogénea multi-laminar sub-EP. A OCTA (D) mostra uma rede neovascular, que corresponde ao sinal de saída localizado no interior da lesão drusenóide. A segmentação manual do PE e da membrana de Bruch foi utilizada para visualizar claramente a rede neovascular.

Assim, as drusas estão associadas a uma redução do fluxo sanguíneo coriocapilar que assume um aspeto mosqueado com áreas alternadas de hipo e hipersinal. Esta hipoperfusão está associada a um alargamento da ZAC com rarefação capilar e rutura do círculo anastomótico perifoveal(61). Estas alterações estão essencialmente relacionadas com a idade(62), mas a presença de drusas parece agravar a extensão das zonas de hipoperfusão.

A redução da densidade vascular é proporcional à extensão das drusas, ao seu tamanho, à sua disposição e sobretudo à sua confluência, podendo as áreas de hipoperfusão ultrapassar os limites das drusas. Esta densidade é também proporcional às alterações das zonas elipsóides, que são áreas essenciais para a focalização da drusa(63).

## 4.2. Degenerescência macular atrófica relacionada com a idade (figura 34):

Trata-se de uma doença crónica caracterizada pelo desaparecimento progressivo das células da retina, em particular dos fotorreceptores, e por vezes de todo o tecido macular da retina. É diagnosticada clinicamente por uma descoloração localizada da retina que permite a visualização anormal dos vasos da coroide.

Histologicamente, a DMRI atrófica caracteriza-se pela perda do EP, das camadas exteriores da retina neurossensorial e da coriocapilar na mácula.

O exame OCT-B fornece provas quantitativas e qualitativas destas anomalias estruturais. Mostra uma hiper-refletividade das camadas da coroide nas zonas atróficas. Esta hiper-refletividade é devida à visualização acentuada da coroide secundária ao desaparecimento do PE. Este fenómeno parece ser aumentado pelo adelgaçamento da retina, que está por vezes associado a zonas atróficas de coriocapilar e de PE(53).

No caso da DMRI atrófica, a OCT mostra hipoperfusão nos plexos vasculares superficiais e profundos, associada a rarefação ou mesmo desaparecimento da coriocapilar, o que é consistente com as anomalias reportadas pela OCT-B. Permite ainda a delimitação de áreas de atrofia geográfica(52,63,64). Isto permite à OCTA correlacionar as alterações vasculares com as alterações estruturais e monitorizá-las in vivo. No entanto, esta análise tomográfica fina deve ser combinada com imagens multimodais, a fim de melhor antecipar a taxa de progressão desta DMRI e evitar erros de interpretação e artefactos de projeção.

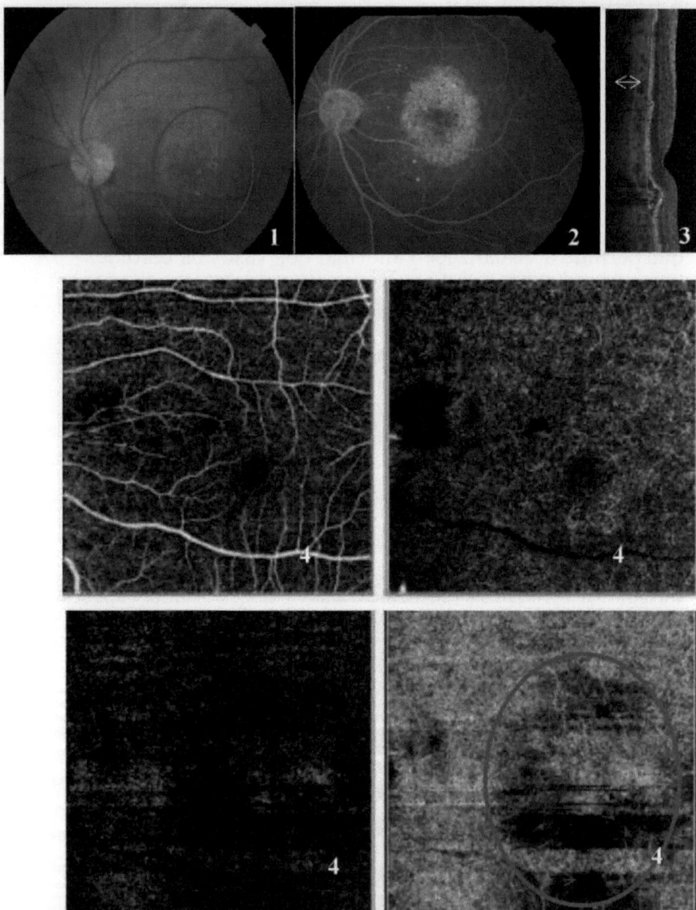


**Figura 34:** OCTA E DMRI atrófica.
Homem de 65 anos seguido por DMRI trófica: FO (1): múltiplas drusas serosas sobre um fundo de atrofia retiniana. A AF mostrou os limites desta área de atrofia com a presença de drusas periféricas e alterações no EP para além da área de atrofia(2). Na OCT SD, notou-se atrofia da coroideia com EPDs drusenoidais(3). Na OCTA, a arquitetura do PVS está preservada (4a) com a presença de dilatações

vasculares anormais no PVP (4b). Na coriocapilar, existe uma zona de hipo-sinal secundária à atrofia da coriocapilar com visibilidade anormal dos vasos da coroide.

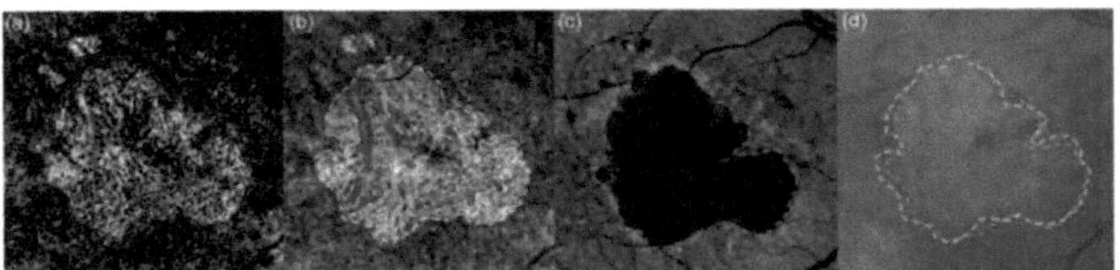

**Figura 35:** Comparação de modalidades de imagem para a delineação de lesões de atrofia geográfica(65)
(a) OCTA da coriocapilar. (b) SD-OCT da coriocapilar. (c) Autofluorescência do FO. (d) Comparação das delineações das áreas de atrofia geográfica para diferentes modalidades sobrepostas na fotografia colorida correspondente do FO.

## 4.3. DMRI exsudativa

Caracteriza-se pela proliferação anormal de pequenos vasos sanguíneos na região macular. Estes "neovasos" são de origem coroide ou retiniana profunda e proliferam no espaço sub-retiniano ou sob o EP(66).

Os neovasos são imaturos com paredes permeáveis. Isto leva à acumulação de fluido seroso e/ou hemorragia entre o PE e a neuroretina, causando DSR, e/ou entre o PE e a MB, causando DEP. Para além disso, esta proliferação neovascular pode causar alterações e remodelação dos espaços extracelulares da retina, levando a edema intrarretiniano (67).

A AF é o padrão-ouro para a investigação da DMRI exsudativa (49,50). No entanto, a impregnação e a difusão do corante podem gerar imagens difíceis de interpretar.

O advento do OCT estrutural representou uma revolução na imagiologia da DMRI e é atualmente amplamente utilizado na exploração e seguimento da DMRI neovascular. Permite uma visualização precisa das anomalias, especificando a sua topografia e quantificando-as(51,68,69).

No entanto, a diferenciação clara entre estruturas neovasculares ou fibrosas hiper-reflectivas é por vezes difícil. Por outro lado, a OCT, tal como a AF, apenas permite a visualização indireta do neovaso através da presença de fluido intra ou subretiniano, mas a localização precisa e a morfologia do NVC são difíceis de avaliar (54).

Pela primeira vez, a OCTA permite uma análise morfológica exacta do CVN. Além disso, graças à sua capacidade de visualizar as vias vasculares, os neovasos de origem coroidal que se desenvolvem progressivamente à frente ou por baixo do PE podem ser detectados muito precocemente com a OCTA.

### *4.3.1. Aspeto dos neovasos em OCTA :*

A OCTA mostrará um "fluxo" neovascular elevado e anormal numa arquitetura vascular conhecida.

A descrição dos principais aspectos dos neovasos é baseada nos seus critérios de atividade(70). Os critérios de atividade dos neovasos na OCTA estão divididos em 5 critérios:

- A forma
- Padrão de ramificação
- Anastomoses e anéis
- Terminações vasculares (terminais dos vasos)
- Halo hipointenso peri-lesional: considerado como uma área de alteração da coriocapilaridade ou fluxo alterado e/ou atrofia

localizada.

Podemos, portanto, distinguir entre formas "activas" que requerem tratamento, formas "quiescentes" que requerem monitorização e formas inactivas:

- **NV ativa**: capilares finos, tortuosos, emaranhados, densos, interligados com laços e anastomoses, ligados por um arco anastomótico neovascular periférico, anterior à membrana de Bruch. Esta rede está rodeada por uma auréola peri-lesional escura ao nível da segmentação na membrana de Bruch.
- **NV inactivos**: vasos maduros, pouco densos, lineares, volumosos, rarefeitos, com disposição centrífuga, sem ramificações finas ou arco periférico.
- **NV quiescente**: sem sintomas funcionais e/ou exsudativos (Figura 36)

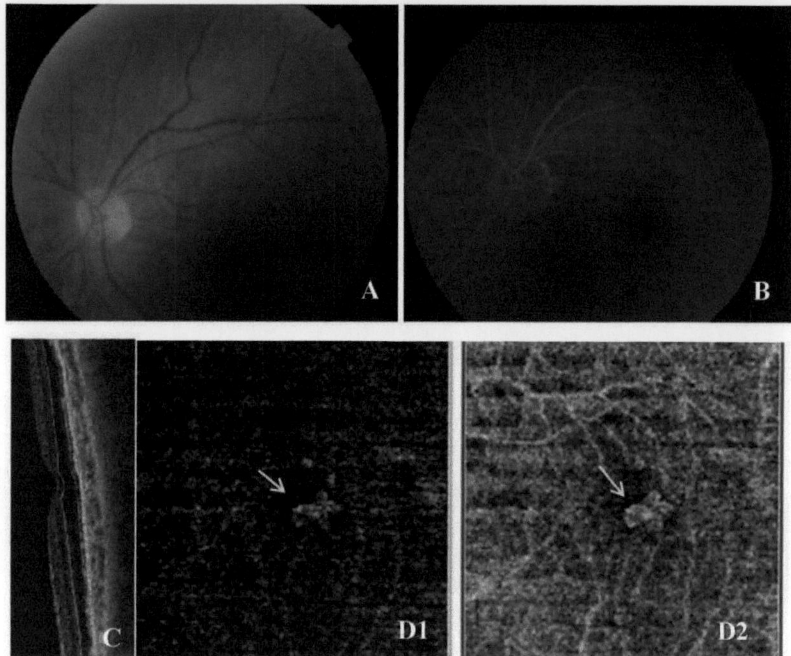


**Figura 36:** Aspeto OCTA de NVC quiescente.
Doente de 68 anos com DMRI estável, sem sinais exsudativos na FO(A), sem hiperfluorescência com difusão na FA(B). Os exames de OCT B não mostraram evidência de neovasos da coroideia (C). A OCTA revelou uma pequena lacuna neovascular hiper-reflectiva, sem detalhes capilares visíveis e sem halo periférico à volta da lesão: é mais provável que se trate de um neovaso quiescente (D1/D2).

**Tabela I:** Critérios para a atividade de neovasos em OCTA(69-74)

| | **NV ativo** | **NV inativo** | **NV quiescente** |
|---|---|---|---|
| Forma | Bem definido, tortuoso, em forma de roda ou em forma de leque do mar | Como uma "árvore morta | Bem definido com um *núcleo* e um anel periférico *(margem)* NV linear (longo e filamentoso) |
| Árvore | numerosos capilares finos | Vasos raros, volumosos e lineares, Centrífuga | Ramos finos interligados |
| Anastomoses e anéis | Presente | Ausente | Frequentemente presente |
| Arco anastomótico periférico | Presente | Ausente | frequentemente presente ou parcial |
| Halo perilesional sombrio | Frequentemente presente | Ausente | Frequentemente presente |
| Localização do fluxo no OCT B-scan colorido | Caudal elevado antes do Bruch | Fluxo à frente do Bruch | Baixo fluxo na frente do Bruch, alto fluxo localizado na coroideia |

A ACO tem o seu lugar na avaliação inicial da DMRI exsudativa. Fornece informações qualitativas e quantitativas com elevada sensibilidade e especificidade(70,75-77). De facto, estudos anteriores relataram uma especificidade que varia entre 50 e 67,6% e uma sensibilidade de 86,5% (73,76,78).

Inoue e colaboradores(79), no seu estudo multicêntrico de 105 olhos com NVC do tipo 1, verificaram que a sensibilidade da OCTA isolada era de 66,7%, idêntica à da FA, e que esta sensibilidade aumentava para 85,7% quando combinada com OCT estrutural. Além disso, encontraram uma boa concordância entre a OCTA e a imagiologia multimodal convencional, atingindo 94,9% para a NVC ativa e 90,5% para a NVC quiescente.

Estes resultados foram confirmados por outros estudos que encontraram uma sensibilidade de 81% e uma especificidade de 100% com boa concordância entre os avaliadores de OCTA na deteção de

CVNs quiescentes (78,80).

## *4.3.2. Os diferentes tipos de neovasos em OCTA*

### 4.3.2.1. Tipo 1 ou oculto, neovasos subepiteliais :

Representam o fenótipo mais comum da DMRI exsudativa. Caracterizam-se pelo desenvolvimento de uma membrana neovascular de origem coroidal entre a membrana de Bruch e o EP.

O FO pode apresentar um aspeto acinzentado na região central, uma DSR ligeiramente acentuada, por vezes hemorragias e exsudados se a evolução for prolongada. A AF mostra uma hiperfluorescência mínima, inicialmente irregular, com uma difusão tardia mal definida, associada a pequenas manchas hiperfluorescentes *pontuais*. A angiografia com verde de indocianina (ICG) é mais precisa, tornando visíveis os NVCs, bem como a sua origem e ramificações. O OCT B-scan mostra geralmente uma elevação do PE, associada a RSD e/ou edema intrarretiniano(69).

Na OCTA, a NV tipo 1 aparece como uma lesão patológica hiper-sinalizada sob o PE ao nível da segmentação que passa pela coriocapilar. (Figura 37)

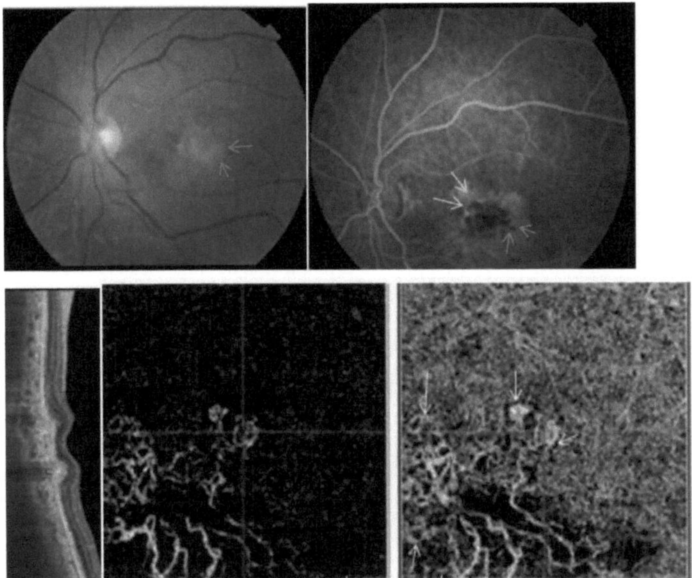

**Figura 37:** OCTA e NVC tipo 1 em OCTA.
DMRI exsudativa numa mulher de 65 anos(A) FO: membrana neovascular com duas hemorragias punctiformes (setas azuis). FA (B): hiperfluorescência macular periférica heterogénea (setas amarelas). OCT (C): espessamento fusiforme hiper-refletivo abaixo do PE. A OCT da coriocapilar mostra a presença de uma rede neovascular com ramos que emergem em todas as direcções (forma de medusa) com vasos de grande calibre (setas vermelhas) e ramos capilares periféricos em forma de laços (setas brancas).

Kuehlewein L et al (81) distinguiram 3 padrões de lesões de alto fluxo que partilham caraterísticas microvasculares comuns:

- padrão ***medusa***: vasos que irradiam em todas as direcções a partir do centro da lesão

irradiando em todas as direcções a partir do centro da lesão

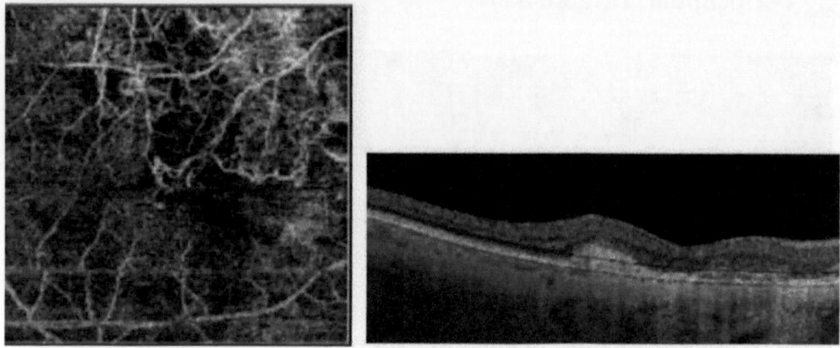

**Figura 38:** CVN de tipo 1 com a forma de uma medusa

- ➢ ***Aspeto do coral*** com "padrão de marisco": onde os principais troncos vasculares correm apenas numa direção

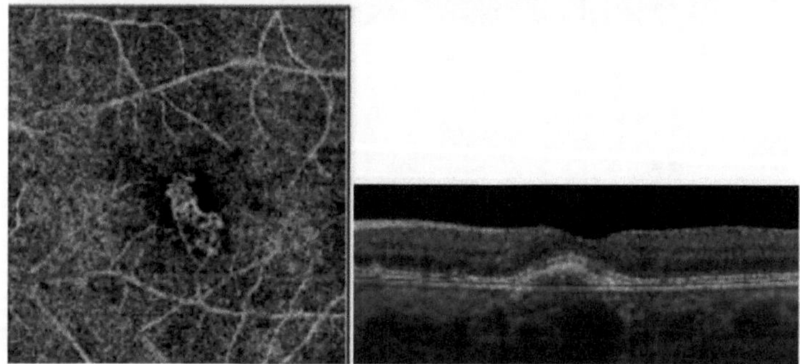

**Figura 39:** CVN de tipo 1 em forma de coral

- ➢ **O aspeto indiferenciado**<< padrão indistinto ": não corresponde a nenhum dos padrões morfológicos anteriores

Um halo escuro peri-lesional explicado por alterações no fluxo vascular da coriocapilar está frequentemente presente e a identificação do vaso alimentador é por vezes possível(82). As caraterísticas do CVN tipo 1 na OCTA estão resumidas na tabela.

#### 4.3.2.2. Tipo 2 ou neovasos pré-epiteliais visíveis:

São menos frequentemente observados, mas são mais significativos em termos funcionais. Trata-se de CVNs que atravessam a membrana de Bruch e depois passam pelo EP para atingir o espaço pré-epitelial da retina.

O FO pode mostrar uma elevação subretiniana acinzentada associada a um DSR ou a um CMT, por vezes acompanhada de hemorragias subretinianas.

A AF mostra uma hiperfluorescência localizada e bem definida que começa cedo, aumenta de intensidade e depois estende-se para além dos limites iniciais durante a sequência. Esta lacis neovascular tem um aspeto de roda de bicicleta ou em forma de leque(70).

A OCT estrutural mostra o CVN como um espessamento fusiforme hiper-refletivo, pré-epitelial, com margens mais ou menos bem individualizadas, com sombreamento posterior e associado a sinais indirectos de exsudação sub- e intra-retiniana(69,70,76,83).

Na OCTA, a CVN tipo 2 aparece como uma lesão hiper-sinalizada à frente do PE com ramos finos e interligados, ligados perifericamente por um arco anastomótico fino, e destacada na segmentação à frente do PE, passando pelas áreas avasculares da retina externa, bem como na camada coriocapilar. Um halo escuro peri-lesional é frequentemente encontrado na coriocapilar(70,83,84) (tabela 2).

No que respeita à morfologia, El Ameen A et al(84) propuseram uma descrição semelhante à dos NCV de tipo 1 por Kuehlewein L et al. O "padrão de marinheiro" foi então denominado "lesão em forma de glomérulo" e os NCV de tipo 2 foram assim descritos sob a forma de "glomérulos" ou "medusas".

A OCT-A permite ainda a visualização de todos os ramos desde os pedículos de alimentação aos seus ramos finos e ao arco periférico sem o mascaramento associado à difusão. A sensibilidade da OCTA para a CVN tipo 2 parece ser excelente, atingindo 100% em alguns estudos (70).

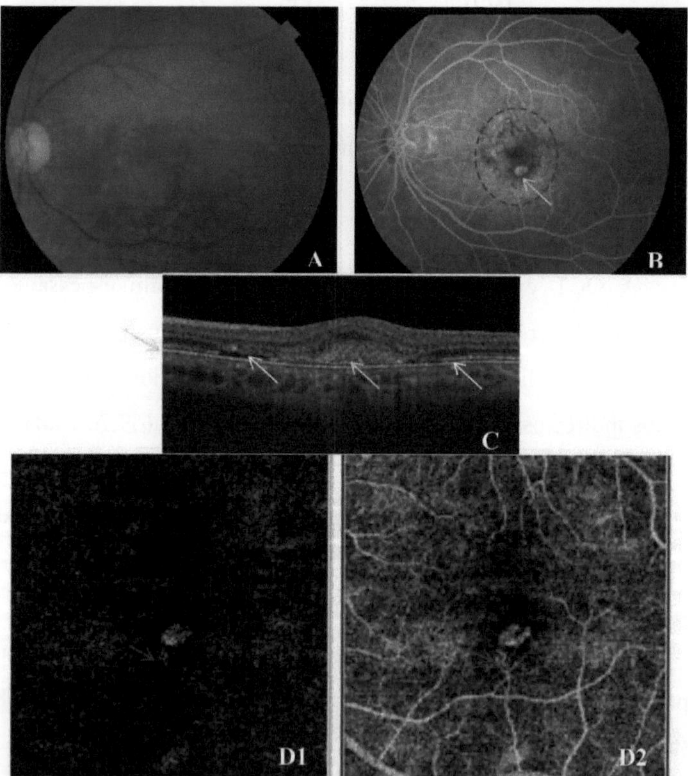


**Figura 40:** NVC tipo 2: aspeto OCTA :
72 seguidos para DMRI, consultor para BVA súbito de OG. O exame biomicroscópico mostrou a presença de drusas serosas maculares com

espessamento macular inferior amarelado (A) (círculos vermelhos). A AF (B) mostrou a presença de hiperfluorescência macular não homogénea, mais acentuada ao nível de uma lesão inferior arredondada, indicando a presença de uma membrana neovascular (seta amarela).Na OCT b-scan (C), a NVC é vista como um espessamento fusiforme acima do EP (seta amarela) com uma interrupção da linha elipsoide (pontas de setas brancas). A OCTA da retina externa e da coriocapilar (D1/D2) mostra a presença de uma lesão vascular hiper-sinalizada com a presença de um vaso de alimentação (setas vermelhas) rodeado por uma auréola hipo-sinalizada.

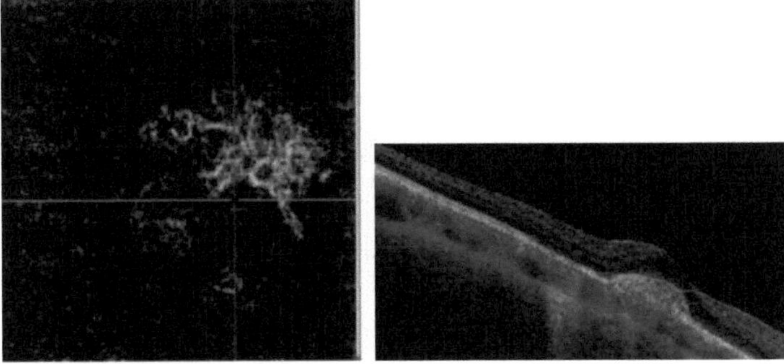

**Figura 41:** CVN de tipo 2: aspeto de medusa na OCTA

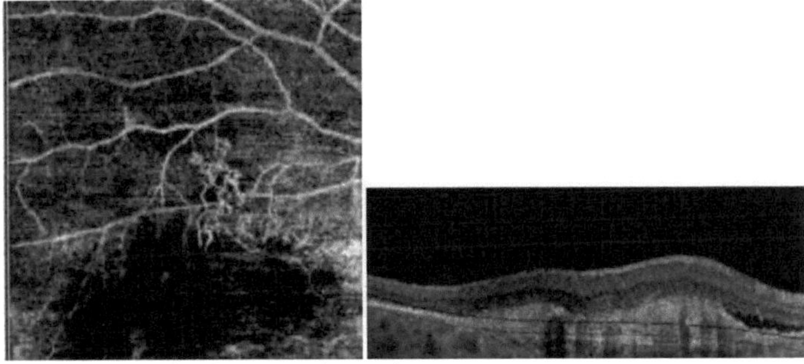

**Figura 42:** NVC tipo 2: aspeto glomerular.
É possível observar a presença de um vaso de alimentação (seta vermelha), com os diferentes ramos vasculares a apontarem na mesma direção.

**4.3.2.3. Os neovasos do tipo 3, ou anastomoses corio-sanguíneas, são o tipo mais comum de neovasos.**

**retina :**

Frequentemente descrita como *proliferação angiomatosa da retina.* Trata-se de uma forma particular de DMRI neovascular, sugerida por uma síndrome macular funcional com uma queda rápida e aguda da VA, associada a metamorfopsias.

A origem inicial da lesão é ainda debatida, mas a maioria dos autores concorda atualmente que a localização inicial é retiniana e que se estende progressivamente sob o PE(85).

O OF encontra frequentemente pequenas hemorragias intra ou pré-retinianas associadas à presença de uma pequena vénula com um ângulo reto na vizinhança. Este tipo de NVC ocorre frequentemente no contexto de pseudodrusen reticulado.

A AF mostrou um *ponto quente* justa-foveal com hiperfluorescência precoce localizada e intensa com difusão rápida devido a edema intra-retiniano. As fossas cistóides e a RSD estão associadas.

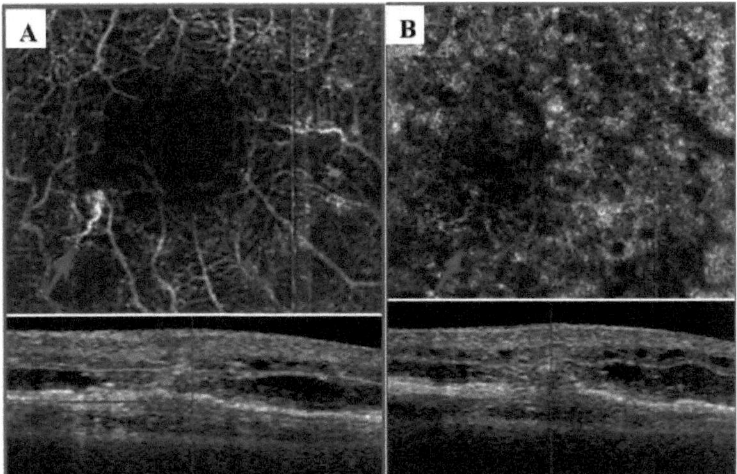

**Figura 43:** Aspeto OCTA de um CVN de tipo 3 (54).

A: segmentação passando pela retina externa. Na segmentação da retina externa, há uma pequena lesão de alto fluxo em forma de tufo (seta vermelha). B: segmentação passando pela coriocapilar. Observa-se uma lesão acinzentada sob a forma de uma lesão glomerular (seta vermelha).

A ICG é o exame de referência. Destaca a anastomose dentro de um EPD hipocianescente (fundo preto), que inclui uma arteríola retiniana, uma vénula e um pequeno grupo de NVC profundas com difusão progressiva(56). A OCT estrutural mostra efração do EP, hiper-refletividade intra-retiniana e coroide diluída. Existe frequentemente um edema significativo na vizinhança da zona de anastomose (56,85).

Na OCTA, os CVN do tipo 3 parecem ter caraterísticas próprias, ao contrário dos CVN dos tipos 1 e 2 em que os vários aspectos não parecem ser específicos de um tipo (tabela 2).

Em primeiro lugar, estudos recentes de OCTA reforçam a hipótese da localização retiniana inicial da lesão (86,87). A

CVN tipo 3 corresponde assim a uma anastomose intra-retiniana com origem no plexo profundo para formar uma rede neovascular em forma de tufo na retina externa normalmente avascular, que pode estender-se até ao EP. Consequentemente, a morfologia do complexo neovascular difere consoante o nível de segmentação. Um exame pormenorizado das segmentações ao nível dos plexos retinianos e da coriocapilaris mostra zonas de hipersinalização (86).

- no plexo retiniano: angulação do capilar retiniano ;
- na retina externa: aspeto *em forma de tufo*; deteção numa fase muito precoce, mostrando uma lesão intra-retiniana hiperintensa com fluxo vascular.
- ao nível da coriocapilar: hipersinal intenso, muito denso e localizado: *clew-likelesion(peloton)* .

**Tabela II:** Sinais OCTA de CVN tipos 1, 2 e 3

| | **NVC Tipo 1** | **NVC Tipo 2** | **NVC Tipo 3** |
|---|---|---|---|
| Rede ± detectada | - Ramos interligados<br>- Laços<br>- Arco periférico ±<br>- Dark Halo periférico± | - Ramos interligados +<br>- Laços +<br>- Halo escuro periférico +<br>- Arco periférico | Pavio ou tufo |
| Tronco de alimentação | ± visível | Mal detectado + | Ausente |
| Localização por sobreposição de fluxo em OCT transversal | Fluxo elevado entre Bruch e a parede pós-EP | Fluxo anterior ao PE (efração do PE) na retina externa | Fluxo intra-retiniano e sub-PE |
| Tamanho OCTA *vs.* AF e ICG | Mais pequeno | Semelhante | Empilhável |
| OCT estrutural | Reação exsudativa | Reação exsudativa | Reação exsudativa intra e subretiniana importante → sob PE |

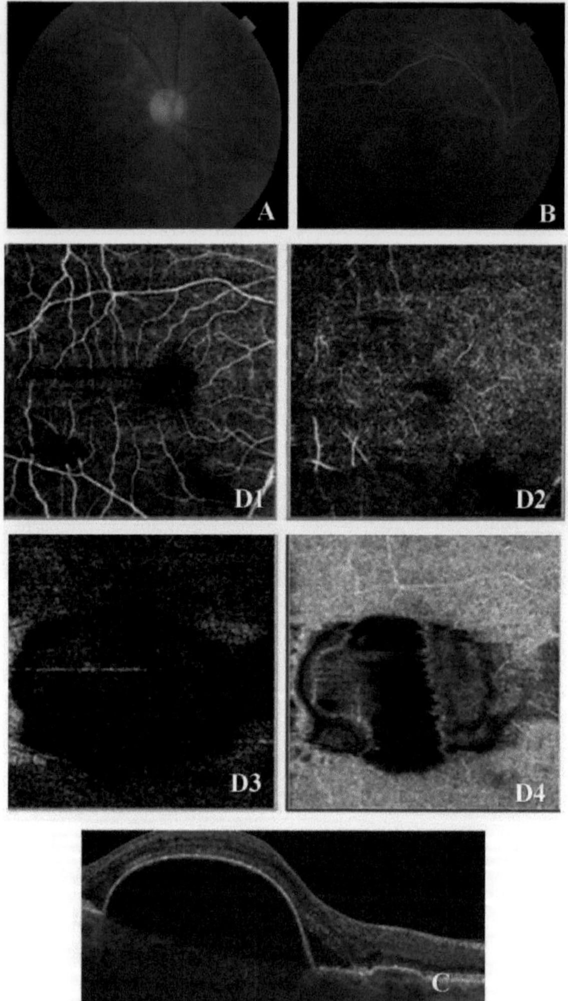


**Figura 44:** OCTA e EPD exsudativa.

Uma mulher de 63 anos de idade, com DMRI, foi consultada por causa de um AVB de OD. O exame oftalmológico revelou uma lesão centromacular proeminente de aspeto amarelado no FO (A). A AF mostrou impregnação da lesão pelo corante, sem outras anomalias visíveis (B). O exame OCT B mostrou um EPD proeminente associado a uma RSD com hiper-refletividade do EP a favor das drusas. Verificou-se também uma interrupção da linha elipsoide (C).

OCTA (segmentação automática): mostra a presença de artefacto de projeção devido à duplicação dos vasos superficiais ao nível do PVP; a PED resulta numa atenuação do sinal ao nível da coriocapilar sem qualquer lesão neovascular evidente.

### 4.3.3. Acompanhamento pós-terapia

A OCTA tem o seu lugar na avaliação inicial da DMRI exsudativa. No entanto, também pode ser incorporada no seguimento, se o hipersinal for detetável e interpretável(88). Após o IVT anti-VEGF, ocorrem alterações quantitativas e morfológicas da lesão neovascular na OCTA.

Quantitativamente, foi demonstrada uma regressão no tamanho do neovaso. Muakkassa et al (89) relataram uma redução média de 23,6% na área e de 29,8% no maior diâmetro da lesão neovascular após o tratamento de NVCs naive.

Morfologicamente, tem sido demonstrado que existe uma regressão do fluxo no interior da lesão vascular com rarefação do arco anastomótico periférico e um aspeto menos florido, um aparecimento progressivo de CVN lineares, volumosos, com disposição centrífuga e um tronco alimentador e, por vezes, uma redução e/ou desaparecimento do halo escuro periférico (89,90).Alguns autores notaram também a presença de arterialização com extensão do tronco alimentador, o que poderia explicar a cronicidade da patologia (91).

A cinética de ação dos anti-VEGF foi também o objetivo de alguns estudos, a fim de precisar o pico de eficácia terapêutica e os fenómenos de reproliferação neovascular. Taiichi Hikichi e colaboradores (92) mostraram que, no caso da DMRI exsudativa tratada com anti-VEGF, há uma diminuição da densidade vascular no plexo profundo e na coriocapilar que diminui durante o tratamento. Marques et al. verificaram uma perda de capilares periféricos da lesão, fragmentação vascular e diminuição da densidade vascular aos 7 dias após o TIV, seguida de reproliferação capilar periférica ao fim de um mês. Huang et al

(90) revelaram uma diminuição do fluxo e da área da lesão 2 semanas após o TIV com aflibercept, seguida de reperfusão de alguns ramos da VVN 4 semanas, 2 semanas antes do aparecimento de sinais exsudativos na imagiologia multimodal, sugerindo uma deteção mais precoce da recuperação da atividade na OCTA do que na OCT estrutural. Lumbroso et al (74), no seu estudo prospetivo de NVC tipo 2 tratadas com anti-VEGF, encontraram uma redução vascular crescente da lesão a partir do primeiro dia após o TIV, atingindo um máximo entre 12 e 18 dias. Observaram ainda que os fenómenos de reproliferação vascular e recanalização foram observados entre os 28 e os 35 dias pós-terapia e que esta evolução se repetia a cada ciclo de injeção. Mais recentemente, Miere et al (93) sugeriram que as CVN nunca desaparecem mesmo com o tratamento anti-VEGF e a ausência de atividade da SD-OCT.

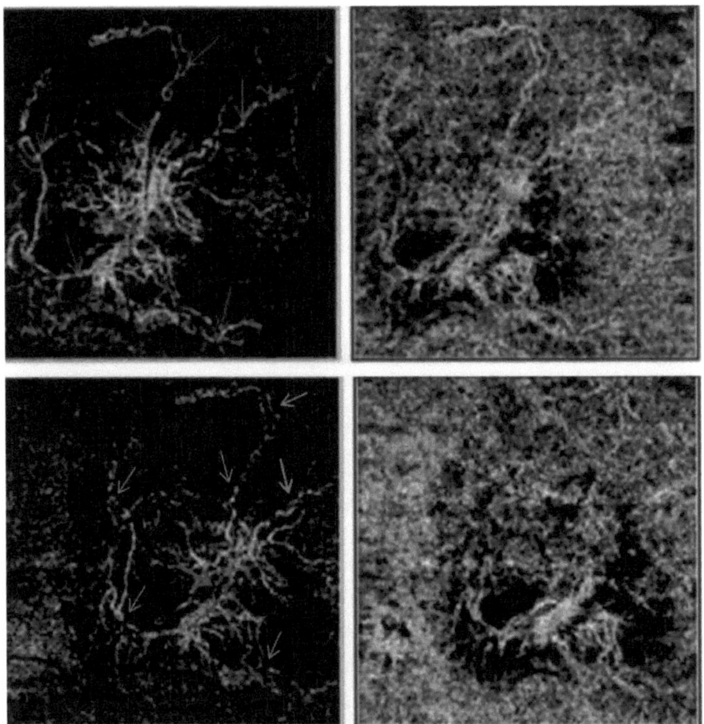

**Figura 45:** DMRI exsudativa e NVC tipo 2: aspeto pós-tratamento. Secções OCTA através da retina externa: A1/A2Aparência inicial da CVN tipo 2.B1/B2 7 dias após o tratamento com bevacizumab IVT. Persistência do tronco central de alimentação (setas vermelhas) com regressão do calibre dos ramos periféricos e regressão das alças e tortuosidades periféricas.

Na fase tardia, cicatricial, a fibrose subretiniana assume um aspeto de árvore morta no hipersinal, sem interconexão entre trajectos vasculares lineares(94). Assim, recorrências e extensões de neovascularização após remodelação vascular podem ocorrer ao longo do seguimento com o aparecimento de botões capilares na periferia(93). A OCTA parece ser uma ferramenta adicional para determinar a eficácia do tratamento e para detetar possíveis recorrências. No entanto, até à data, não existe consenso sobre o seguimento dos CVNs em OCTA e os sinais de atividade observados em OCTA devem ser correlacionados com os sinais de atividade habituais (DSR, hemorragias, logettes)(88).

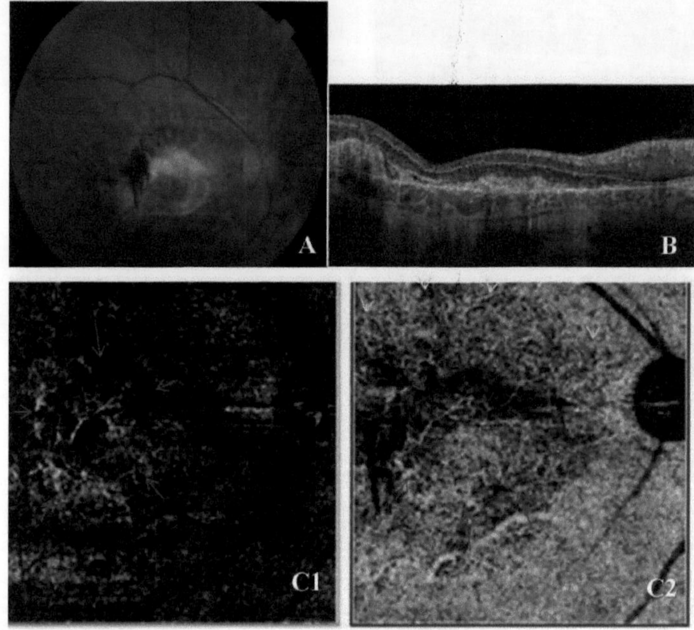


**Figura 46:** OCTA e cicatrização fibro-glial na DMRI neovascular.
DMRI neovascular numa pessoa de 82 anos tratada com anti-VEGF IVT:
Aspeto pós-terapêutico de uma lesão fibrosa da retina (A). O exame de OCT B mostra uma hiper-refletividade cicatricial abaixo do EP sem sinais de atividade e uma desdiferenciação das diferentes camadas da retina que se tornam atróficas (B). Na OCTA, existe uma rede cicatricial hiper-sinalizada com um aspeto de árvore morta (setas vermelhas) (C1/C2), sem halo peri-lesional periférico, num contexto de rarefação vascular da coriocapilar (pontas de setas amarelas) (C2).

## 4.4. Limites :

Apesar das suas inúmeras vantagens, a ACO apresenta algumas

limitações. Em primeiro lugar, esta técnica é paciente-dependente, e a presença de má fixação e sacadas oculares alteram a qualidade da aquisição da imagem.

Além disso, o limiar do fluxo detetável depende do dispositivo utilizado. Como resultado, algumas lesões podem não ser visualizadas porque o seu fluxo sanguíneo não atinge o nível de deteção do dispositivo(64). Além disso, a melhor resolução de imagem é obtida com as janelas mais pequenas (3x3), o que limita o campo de aquisição. Por outro lado, a OCTA não revela a rutura da barreira hemato-retiniana, que é um sinal importante de atividade neovascular(70,71,95). Finalmente, numerosos artefactos e anomalias anatómicas podem alterar a interpretação (14,96,97):

- artefactos de efeito de espelho em que os vasos da retina são projectados no PE ;
- bloqueio do sinal ou artefactos de atenuação em que a presença de material muito denso ou de exsudados pode bloquear o sinal, fazendo com que os vasos da retina se projectem ao seu nível e imitando o aspeto de um NVC
- artefacto devido à perda do efeito de ecrã causado pela presença do PE, em que os vasos da coroideia se tornam visíveis e produzem um sinal hiperintenso que imita o de um NVC.

## 5. NEOVASCULARIZAÇÃO ANEURISMÁTICA DE TIPO 1 (VASCULOPATIA POLIPOIDAL)

A neovascularização aneurismática de tipo 1, anteriormente conhecida como vasculopatia polipoidal coroidal (PCV), foi descrita pela primeira vez em 1982 por Yannuzzi et al (98). Trata-se de uma vascularização anormal e ramificada da coroide interna, associada a dilatações vasculares aneurismáticas que podem ser responsáveis por uma PED serosa e, por vezes, por um verdadeiro quadro hemorrágico.

Trata-se de uma doença rara que afecta principalmente pessoas de meia-idade de raça negra ou asiática. A maioria das vezes é idiopática, mas pode ser secundária a várias patologias, como a DMRI, a miopia, o nevo, etc. (99)

Mais recentemente, o PCV foi incluído no espetro dos paquicoroides e rebaptizado "neovasos tipo 1 com aneurismas"(100). Trata-se de uma entidade neovascular ligada a um primum movens coroidal. Caracteriza-se por uma dilatação frequente das camadas da coroideia (Sattler e Haller) denominadas "paquivelas", associadas a dilatações aneurismáticas terminais denominadas pólipos. Encontram-se por vezes rupturas da membrana de Bruch, bem como uma rede neovascular de tipo 1 denominada rede vascular ramificada (RVB) que se desenvolve entre a membrana de Bruch e o EP (figura 46)(99-102).

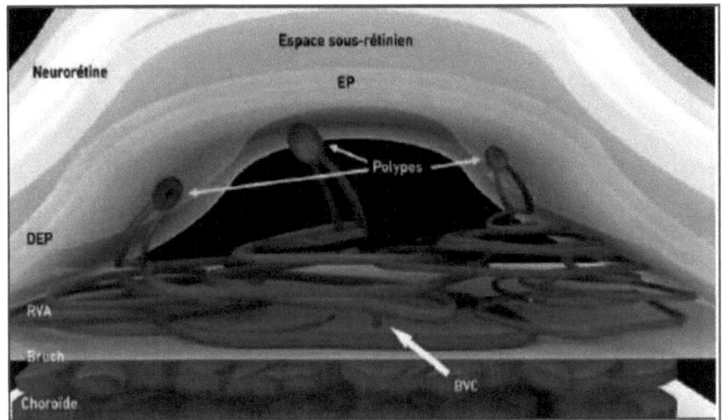


**Figura 47:** Fisiopatologia da vasculopatia polipoidal.

Representação esquemática da relação entre os pólipos, a rede vascular aferente (AVN) e os botões vasculares coroidais (CVB)

A etiologia da PCV é desconhecida, mas a sua predominância em indivíduos de raça negra e asiática sugere factores genéticos. Mutações no gene ATM podem estar envolvidas no desenvolvimento da PCV e da telangiectasia macular. A maioria dos doentes apresentava também hipertensão arterial.

Os exames complementares apresentam imagens caraterísticas. O diagnóstico positivo baseia-se essencialmente na angiografia com ICG.

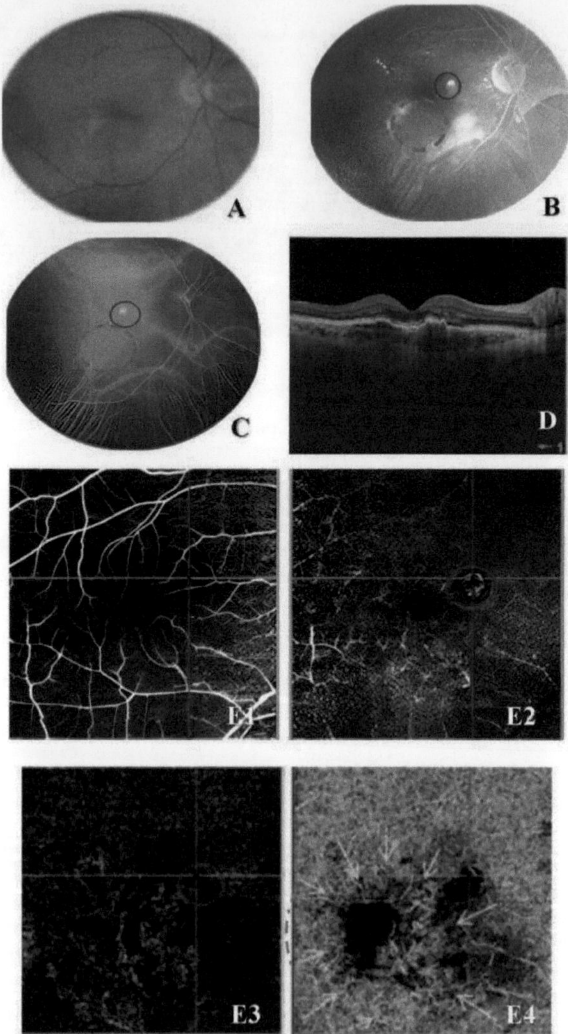


**Figura 48:** PCV sem complicações hemorrágicas e imagiologia multimodal. Mulher de 50 anos: olho contralateral com hemorragia sub-retiniana (A). O pólipo: círculo vermelho: AF: hiperfluorescência arredondada não homogénea, ICGA: hipercianescência com uma auréola periférica hipocianescente; OCTA por secções que atravessam a parte superior da EPD: lesão arredondada hiper-sinalizada com um centro hipo-sinalizado e uma auréola peri-lesional hipo-sinalizada. BVN: círculo verde: lesão com hiperfluorescência em AF, hipercianescência em

ICGA e uma rede vascular hiper-sinalizada na coriocapilar com ramos vasculares periféricos (setas amarelas) e vasos coróides de alimentação (setas vermelhas).

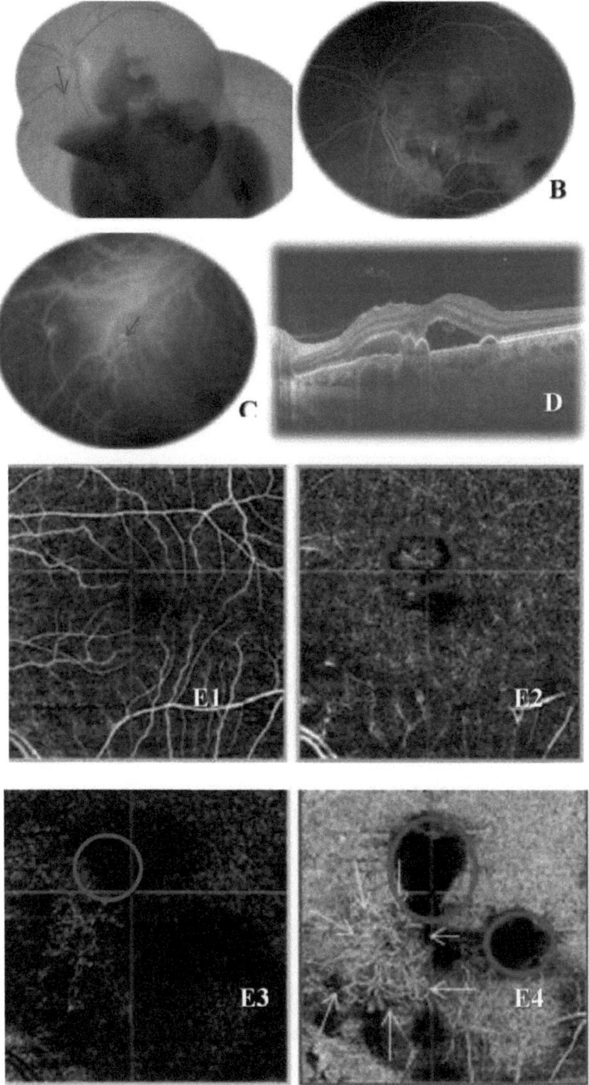


**Figura 49:** Hemorragia sub-retiniana secundária a VCS.
Mulher de 50 anos com antecedentes de hematoma da retina, o FO(A) mostra uma

hemorragia sub-retiniana profunda de diferentes idades ocupando o pólo posterior e a retina inferior com uma lesão profunda vermelho-alaranjada a favor de uma lesão polipoidal (seta vermelha) que aparece na AF como uma lesão hiperfluorescente de tamanho inferior ao observado clinicamente rodeada por um halo hipofluorescente(B).Na ICGA(C), o pólipo aparece como uma hipercianescência periférica não homogénea com uma hipocianescência central que é maior do que na AF.

A OCT SD mostra a presença de EPDs onduladas e irregulares (setas brancas). A hemorragia sub-retiniana aparece como hiper-refletividade dentro de hipo-refletividade secundária a uma DSR.

A OCTA revelou um aspeto normal do PVS(E1). No PVP, há uma lesão de hipersinal com um halo de hipossinal a favor da lesão polipoidal que é individualizada por uma secção que passa pelo topo da EPD(E2). A BVN mostra uma rede irregular de hipersinal em forma de cabeça de medusa (setas amarelas). As EPDs no CC mostram lesões de sinal a devido ao efeito de máscara(E4).

Clinicamente, a PCV causa nódulos vermelho-alaranjados peripapilares e inter maculo-papilares associados a PED, hemorragia intrarretiniana ou hematoma e numerosos exsudados (figura 47.48) (100). Até à data, não existe uma definição universalmente aceite desta doença e a imagiologia multimodal continua a ser de grande interesse.

## 5.1. Aspeto AF da venda por correspondência :

A VPC caracteriza-se, durante a sequência angiográfica, pelo aparecimento de dilatações aneurismáticas, progressivamente coradas com retenção, com pouca ou nenhuma difusão na fase tardia. Por vezes, o corante desaparece ou dilui-se no final da sequência. Estas lesões polipoidais estão frequentemente associadas na FA a um quadro semelhante ao dos neovasos ocultos, com hiperfluorescência heterogénea e mal definida, explicada pela existência de uma rede coroide anormal ou por neovasos ocultos que complicaram ou se associaram a dilatações polipoidais. Estas lesões podem ser mascaradas por hemorragias acumuladas na retina neurosensorial ou sob o epitélio pigmentar.

## 5.2. Angiografia ICG da VCS :

A ICGA é tradicionalmente considerada como o exame de referência para o diagnóstico da PCV, uma vez que visualiza dilatações polipóides sob a forma de lesões hiperfluorescentes que são arredondadas nas fases iniciais, dando um aspeto de "cacho de uva", e que podem persistir nas fases tardias. Pode observar-se uma atenuação da fluorescência destas lesões, conduzindo a um fenómeno de wash-out. A BVN é visualizada sob a forma de uma placa hiperfluorescente, observada desde o início e, por vezes, nas fases tardias (figura 47.48). Ao contrário da DMRI, o principal diagnóstico diferencial, a ICGA também revela hiperpermeabilidade da coroideia nas VPCs( 103,104).

## 5.3. Encomenda por correio em OCT :

O OCT B-scan é uma ferramenta essencial para diagnosticar e monitorizar o PCV. Os pólipos são vistos como lesões arredondadas moderadamente hiper-reflectivas no interior de uma PED. Esta última é marcada, em forma de cúpula e, muito frequentemente, tem bordos íngremes. O OCT B-scan mostra também um "sinal de dupla camada" do PE, caracterizado por uma elevação irregular mas plana do PE com conteúdo hiper-refletor, correspondente ao BVN. Também mostra espessamento da coroide com alterações que podem ser mascaradas dependendo da extensão do PE e/ou das hemorragias intrarretinianas (figura 47D/48D)(100,105,106).As paquicoroidopatias são definidas por uma dilatação dos vasos da coroideia (paquivessos), uma alteração da sua estrutura com perda do aspeto de "**mosaico**", associada a um aumento patológico da espessura da coroideia comprimindo a coriocapilar. Todas estas lesões são bem individualizadas na PCV, classificando-a assim dentro do espetro das paquicoroidopatias (100,102,105,107,108).

## 5.4. OCTA venda por correspondência :

No caso da OCTA, a sua grande vantagem para o PCV reside na deteção da rede coroideia anormal e na sua localização em relação ao PE, ao contrário dos pólipos que raramente são visíveis devido à irregularidade do seu fluxo sanguíneo (99,109,110). De facto, vários estudos observaram que a OCTA tem uma excelente taxa de deteção de BVN (77,8 - 100%), que pode ser superior à ICGA, enquanto a taxa de deteção de pólipos é heterogénea (17 - 92%) e inferior à ICGA (103,104,111,112).

### *5.4.1. Aspeto dos pólipos na OCTA:*

A OCTA permite uma análise segmentar das diferentes camadas, uma vez que a lesão polipoidal não está localizada no mesmo plano e, assim, visualiza, ao nível da segmentação coriocapilar, a rede BVN coroide anormal como uma lesão de hipersinal. Na maioria dos casos, as lesões polipoidais apresentam-se como estruturas redondas de hipo-sinal sem fluxo, ou como estruturas redondas de hiper-sinal com fluxo rodeadas por uma auréola de hipo-sinal.

San Seong e colegas classificaram o aspeto dos pólipos nas secções de OCTA em 3 tipos:

- **o tipo de halo** com uma elevada densidade de fluxo em torno da cavidade circular interior escura e da periferia
- **o tipo de rede vascular** semelhante à BVN
- **o tipo roseta** com uma elevada densidade de fluxo em torno da cavidade escura interna irregular e da periferia( 112)

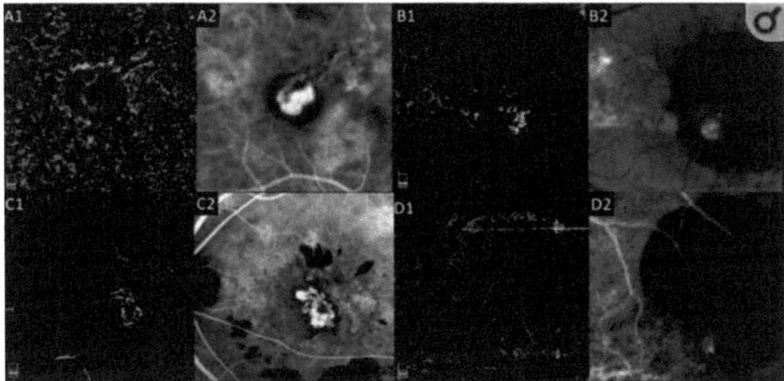


**Figura 50:** Comparação de pólipos com diferentes padrões vasculares por OCTA e ICGA(111).
Caso A/D: A OCTA da retina externa mostra o pólipo como uma auréola (A1/D1). Caso B: A OCTA da retina externa mostra o pólipo como uma roseta B1 (B2), correspondendo à sua aparência na ICGA. Caso C: A OCTA da retina externa mostra o pólipo como um hiper-sinal semelhante a uma rede vascular (C1). C2 corresponde ao seu aspeto na ICGA.

A ausência de um sinal de descorrelação no pólipo não significa que não exista fluxo sanguíneo, mas sim que as caraterísticas do fluxo não cumprem os critérios de deteção da OCTA:

- Ou o sinal é atenuado em relação ao PE
- Ou as caraterísticas do fluxo são indetectáveis: fluxo demasiado baixo, fluxo turbulento, fluxo que circula apenas na periferia do pólipo, ou existe hialinização do pólipo com obstrução do lúmen

após tratamento (111-114). A deteção de lesões polipoidais também depende do seu tamanho, e pólipos pequenos são difíceis de detetar por OCTA (101,115). Além disso, os pólipos são mais pequenos na OCTA do que na ICG. Este facto pode ser explicado quer por fenómenos de impregnação e difusão que dificultam a medição dos limites do pólipo na ICG, quer pela hialinização da parede vascular dos pólipos com estreitamento do seu lúmen.

### *5.4.2. Aspeto anormal da rede vascular da coroideia em OCTA :*

a rede coroidal anormal, caracterizada por um fluxo sanguíneo linear, é claramente detectada pela OCTA (taxa de deteção entre 55 e 100×)(116). Estes vasos de elevado fluxo são reconhecidos na membrana de Bruch, tal como evidenciado por estudos histopatológicos. O fluxo do complexo BVN é detectado a uma média de 28,6 μm abaixo do plano de referência do PE, tal como proposto por um estudo recente guiado por OCTA realizado por Chi e colegas(110). Foram demonstrados vários padrões de BVN, tais como o "Sea-Fan", emaranhado e aparência de cabeça de medusa(111)(117).

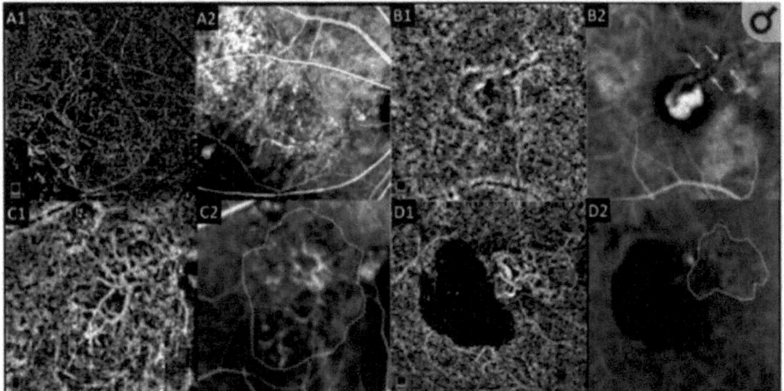


**Figura 51:** Comparação da BVN com diferentes modelos vasculares utilizando OCTA e ICGA(111).
Caso A: BVN com a forma de um leque marinho (A1/ aspeto OCTA A2/ aspeto ICGA) Caso B: BVN com a forma de um vaso de alimentação e de um vaso de drenagem (setas amarelas) (B1/ aspeto OCTA /B2: aspeto ICGA) Caso C: BVN com a forma de uma medusa (C1/ aspeto OCTA/C2: aspeto ICGA) Caso C: NVB sob a forma de medusa (C1: Aspeto OCTA/C2: Aspeto ICGA). Caso D: BVN em forma de emaranhado (D1: Aspeto OCTA/D2: Aspeto ICGA).

O ajuste manual da segmentação melhora as hipóteses de deteção de pólipos ou da rede de alimentação. De facto, as imagens do corte A da OCT mostraram que a BVN reside geralmente entre o PE e a membrana de Bruch, enquanto os pólipos estão localizados num plano mais anterior e variável. Além disso, o baixo fluxo de pólipos e, por conseguinte, o baixo sinal em OCTA pode reduzir a deteção de pólipos. Por conseguinte, os BVNs são uma caraterística mais essencial do que os pólipos para o diagnóstico de PCV em OCTA(101,110,114,115,117).

Certas condições limitam a deteção de BVN e pólipos em OCTA: PEDs volumosas, especialmente quando os pólipos residem no topo das PEDs, pólipos extra-maculares com hemorragia ou exsudação, sangue organizado maciço com exsudação e, finalmente, pólipos sem redes vasculares ramificadas significativas(108,110)(99,109).

Consequentemente, a ACO não substitui de forma alguma a ICGA na avaliação e deteção da PCV e é incorporada na avaliação multimodal

(103,104,118).

## 6. COROREТINOPATIA SEROSA CENTRAL E OCTA

A coriorretinopatia serosa central (CSRC) é uma patologia corio-retiniana caracterizada por uma DSR do pólo posterior, ligada à passagem de líquido da coroide através de uma zona de baixa resistência, denominada ponto de fuga, que testemunha uma microalteração do PE. A coroide sofre uma vasodilatação e uma hiperpermeabilidade que conduz a um espessamento. Assim, a CRSC faz parte do grupo recentemente definido de paquicoroidopatias, que inclui: paquicoroideia isolada, epiteliopatia associada à paquicoroideia, CRSC/epiteliopatia difusa da retina (DRE), neovascularização tipo 1 associada à paquicoroideia e PCV(108). É bilateral em 20 a 40% dos casos e, na maioria das vezes, assimétrica(119).É uma patologia que agrupa várias formas clínicas diferentes. A forma aguda caracteriza-se por uma DSR que frequentemente se resolve espontaneamente em 3-4 meses, com um bom prognóstico visual(120); a forma crónica, também conhecida por DRE, define-se por uma duração superior a 4 a 6 meses durante os quais a DSR persiste ou recidiva, levando a alterações na retina, principalmente nos fotorreceptores, e alterações multifocais no EP, resultando numa redução progressiva da AV(121).Classicamente, os sinais funcionais da CRSC aguda são visão turva, escotoma relativo central ou para-central, metamorfopsias, hipermetropia, discromatopsia moderada, micropsia e redução da sensibilidade ao contraste.

A neovascularização coroidal tipo 1 pode complicar a doença. Ocorre principalmente durante o curso da CRSC crónica, com uma frequência que varia de 4% a 15% dos casos, dependendo do estudo(122-124).

## 6.1. CRSC: imagiologia multimodal :

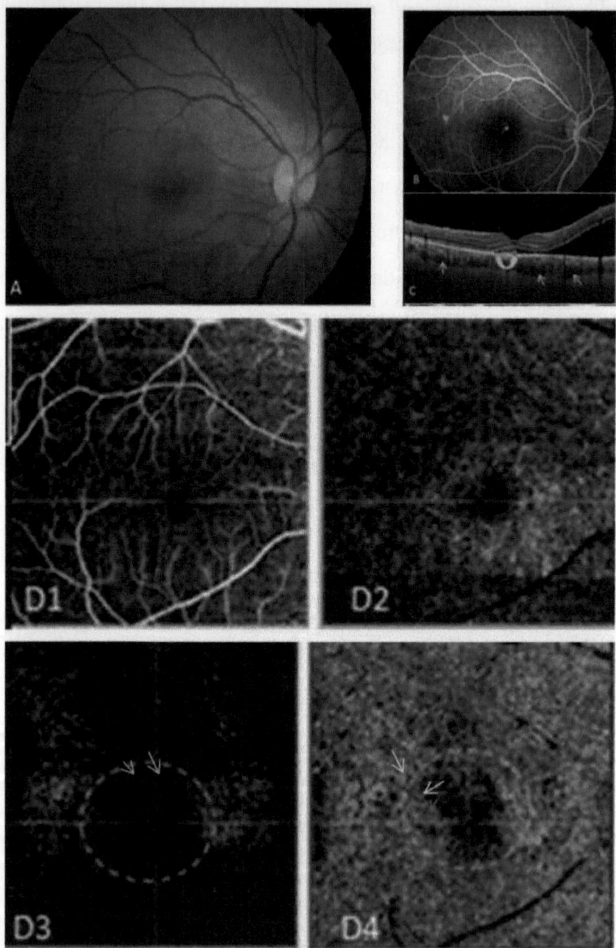


**Figura 52:** SCCR agudo e OCTA :
Mulher de 28 anos. FO(A): DSR envolvendo a mácula. AF(B): alterações difusas do PE com um ponto de fuga supra macular com difusão de corante em forma de espanador (seta vermelha).Secções SD OCT (C): uma DSR polilobada com um teto irregular devido à presença de material hiper-refletor (seta azul) com EP localizado

(seta amarela), para além de uma dilatação anormal dos vasos da coroideia (setas brancas).As secções de OCTA mostram um PVS de aspeto normal (D1), vasos perifoveais hiper-sinais no PVP (D2), áreas escuras de hipo-sinal na retina externa e na coriocapilar (círculos verdes) (D3/D4) com manchas escuras na coriocapilar (setas verdes).

No FO, a CRSC aguda é caracterizada pela presença de um ou mais RSFs bem circunscritos, que podem ou não estar associados a PEFs, que são geralmente pequenos, e alterações no PE (Figura 51/52). A CRSC crónica está associada a alterações multifocais do EP, por vezes assumindo a forma de "fluxos gravitacionais" (figura 56)(125). Nas fases iniciais da CRSC aguda, a AF mostra hiperfluorescência focal ou multifocal com difusão a partir de um ou mais pontos de fuga. A difusão do corante pode então assumir um aspeto de "borrão de tinta" ou de "espanador". Na fase tardia, mostra um preenchimento não homogéneo da(s) DSR(s) (figura 51B/52 B). Na CRSC crónica, a hiperfluorescência é mais difusa e não homogénea, reflectindo o efeito de janela associado às áreas de lesão retiniana (figura57)(122). A ICGA revela anomalias que são muito caraterísticas da CRSC. Nos estádios iniciais, mostra um atraso no enchimento das artérias coroideias e da coriocapilar, veias coroideias anormalmente dilatadas nas zonas de ponto de fuga e áreas de hiperfluorescência máxima multifocal nos estádios intermédios e tardios, mostra uma hiperfluorescência persistente devido à impregnação da coroide interna, um fenómeno de "wash-out" dos grandes vasos da coroide, ou uma evolução centrífuga da hiperfluorescência da fase intermédia dando o aspeto de um anel tardio hiperfluorescente (figura 55 D)(125,127).A ICGA também pode mostrar hiperfluorescência puntiforme nas fases intermediária e tardia, refletindo hiperpermeabilidade coroidal e coroidopatia(128).

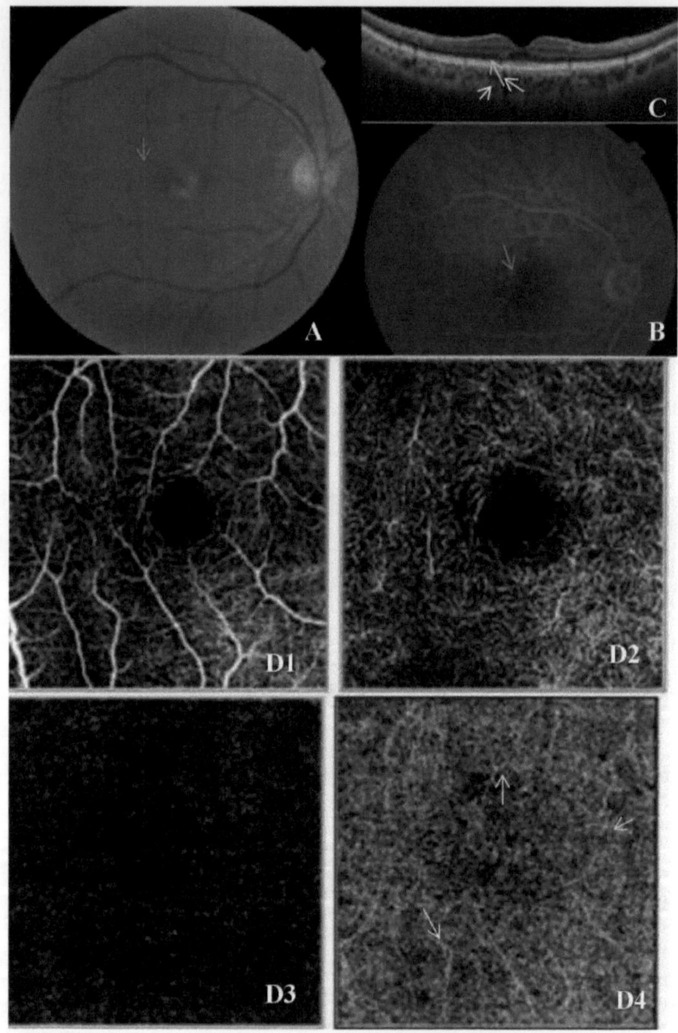


**Figura 53:** OCTA e anomalias do olho adelfo na SCRC aguda.

(A) (A): OCT SD dilatação dos vasos da coroideia (setas brancas) com irregularidade do EP (setas amarelas) e interrupção da linha elipsoide (seta vermelha).D1: OCTA PVS: aspeto normal. D2:OCTA PVP/ alargamento da ZAC com rutura do círculo anastomótico perifoveal (círculo azul).D3:aspeto normal da retina externa. D4: alterações no leito capilar da coriocapilar com áreas de hipo-sinal secundárias a hipoperfusão (pontas de setas vermelhas) com dilatação capilar periférica (setas amarelas).

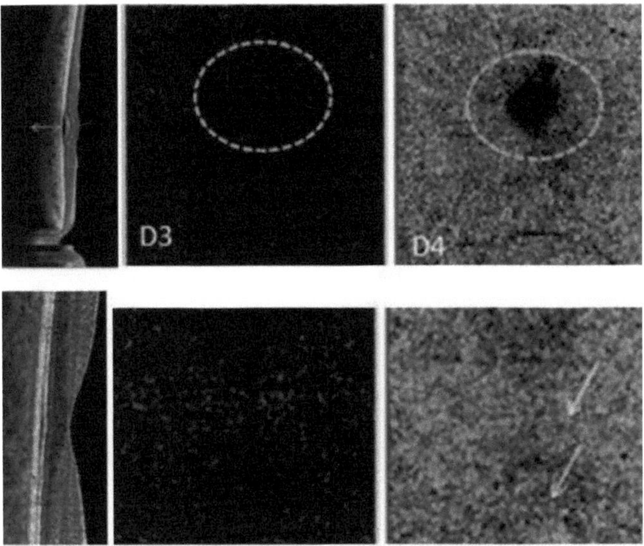


**Figura 54:** OCTA da coriocapilar antes e depois da resolução da DSR durante a SCRC aguda.
Após a reabsorção do DSR, persistem áreas de hipo-sinal, com áreas de hiper-sinal e hiperfluxo com dilatação vascular.

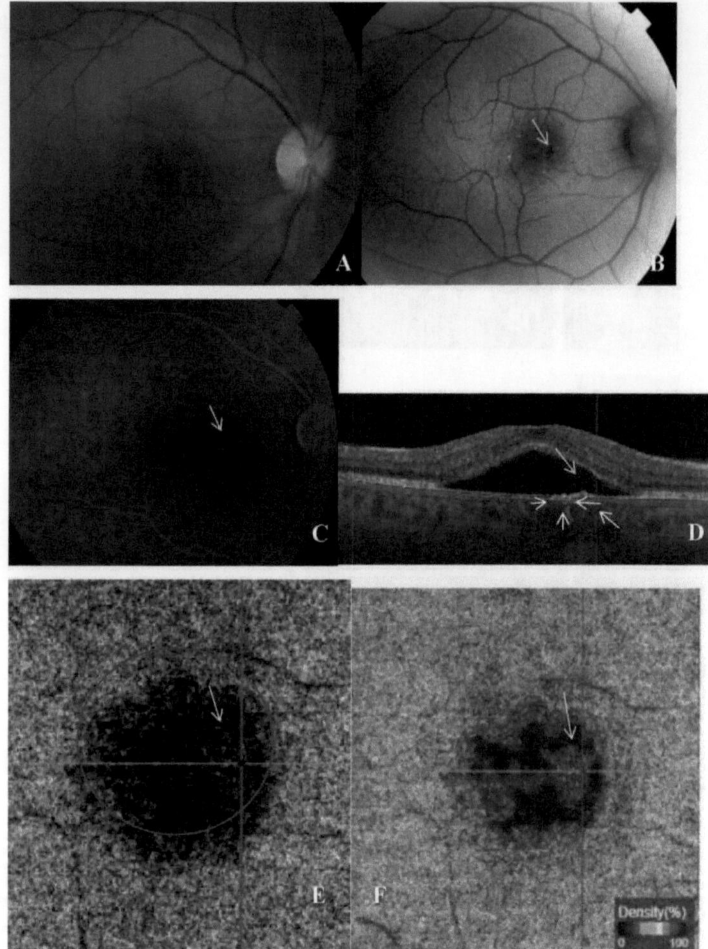


**Figura 55:** Ponto de fuga coriocapilar em OCTA.

FO: CRSC aguda num doente de 40 anos (A). A autofluorescência (B) mostra a presença de hipofluorescência, que corresponde ao ponto de fuga observado na AF (C) (setas amarelas). A secção B da OCT (D), passando pelo ponto de fuga, mostra um EPD irregular (seta amarela) acima das dilatações vasculares da coroideia (setas brancas).A secção OCTA da coriocapilaris (E) mostra a presença da zona escura com dilatações vasculares correspondentes ao ponto de fuga angiográfico. O mapeamento da densidade vascular da coriocapilaris (F) mostra uma densidade intermédia correspondente a vasos dilatados no seio da baixa densidade associada ao mascaramento secundário à DSR.

No caso do OCT B-scan, este aparece classicamente no CRSC :

- uma ou mais DSRs, geralmente regulares, sob a forma de elevação hiporreflectiva. Esta DSR pode estar associada a depósitos subretinianos hiper-reflexivos que podem ser complicados por fibrose subretiniana e, em cerca de 70% dos casos, com alongamento dos fotorreceptores(125,129,130).
- Um PEF, em mais de 50% dos casos, único ou múltiplo, associado ou não a um RSF e/ou a um ponto de fuga angiográfico, pode ser visualizado sob a forma de cúpulas ou de ondulações irregulares do PE, denominadas "FIPED" (flat irregular pigment epitheliumdetachment), e localiza-se mais frequentemente em frente a zonas de anomalias vasculares coroideias observadas na ICG(125,127,131).
- Espessamento de toda a coroide (> 400μm) localizado em áreas de hiperpermeabilidade visualizadas na ICGA. Este espessamento está associado à dilatação dos grandes vasos da coroideia (camada de Haller) e ao adelgaçamento das camadas internas da coroideia (camada de Sattler e coriocapilar) (122,126,132,133). As paredes dilatadas dos grandes vasos coroidais podem parecer hiper-reflectivas na CRSC crónica, provavelmente devido à remodelação dos tecidos(125).

A OCT B-scan também pode mostrar :

- Anomalias do PE sob a forma de elevação no ponto de fuga, no caso de uma CRSC aguda, ou sob a forma de micro-lágrimas, hipertrofia ou atrofia, no caso de uma CRSC crónica(134).

- Anomalias da retina, geralmente encontradas nas formas crónicas de CCR, tais como depósitos hiper-reflexivos nas camadas exteriores, alteração dos segmentos exteriores dos fotorreceptores, adelgaçamento ou rutura das camadas exteriores, degenerescência macular cistoide e fibrose sub-retiniana (125,127,135,136).

No que diz respeito à OCTA, as anomalias são encontradas principalmente na coriocapilar.

Na PVS, a OCTA não mostra anomalias, enquanto na PVP pode revelar anomalias vasculares, como dilatação capilar e rutura do anel anastomótico perifoveal.

Na retina externa, a OCTA mostra um fluxo anormal, que é melhor visualizado por segmentação manual (137). Também pode ser utilizado para avaliar o fluxo vascular macular superficial, e os estudos demonstraram que este fluxo é mais reduzido em doentes com IRC do que em indivíduos normais. Para além da espessura macular, esta redução está diretamente correlacionada com o declínio visual nesta condição e é considerada um indicador da progressão da degenerescência macular (138). Permite a visualização (136,137,139):

- Zonas escuras: correspondem a zonas de mascaramento ou de hipoperfusão, extensas ou focais, nebulosas e pouco detectáveis. São atribuídas a DSR, DEP plana irregular, depósitos hiper-reflexivos ou alongamento dos artigos externos dos fotorreceptores. Estas áreas estão presentes em 60% das CRSCs(136).
- Manchas escuras: são manchas escuras únicas ou múltiplas, bem definidas, onde não é detetável qualquer fluxo. São atribuídos a EPDs abobadados e não vascularizados durante a SCRC aguda e

podem ser vistos isoladamente ou associados a áreas escuras(120,136). De acordo com DEBAT et al, para além dos PED, as manchas escuras podem corresponder a depósitos sub-retinianos, cavitações coroideias, escavações coroideias e "lucências" que correspondem, no exame OCT B, a uma cavidade sub-retiniana hipo-reflectiva que corresponde ao ponto de fuga observado na AF (138).

- Vasos anormais da coroideia: correspondem a áreas de padrões distintos, bem definidos, de alto fluxo, altamente vascularizados e emaranhados, e, portanto, a uma dilatação anormal dos vasos da coroideia (136). Estas áreas de hipoperfusão na coriocapilar persistem mesmo após a resolução da DSR. Isto é explicado pelo facto de, durante a CRSC, a redução do fluxo coroidal levar à congestão dos vasos na camada de Haller, o que provoca a compressão da coriocapilar. A hipoperfusão leva a uma hiperpressão hidrostática reactiva num ambiente de hipóxia crónica, resultando na alteração do PE e no aparecimento de DSR (139,140).

A OCTA também demonstrou uma diminuição do fluxo coroidal na CRSC aguda. Vários estudos procuraram uma correlação entre a extensão das áreas de hipoperfusão e a progressão para uma forma crónica ou NVC. De facto, segundo MATET et all (141), as áreas de redução de sinal aumentam com a duração da doença, a extensão das alterações de autofluorescência e a gravidade da CCRC crónica. Por outro lado, GAWESKI et all não encontraram qualquer correlação entre o grau de lesão da coroideia e a idade do doente, a duração da progressão dos sintomas, a morfologia retiniana inicial e a acuidade visual final após a remissão dos sintomas(142). Outros estudos utilizaram a OCTA para avaliar o fluxo da coroideia após o tratamento, que melhora, segundo XU et all e FUJITA et all, com um ganho de acuidade visual(143).

## 6.2. CRSC complicado por NVC: imagiologia multimodal :

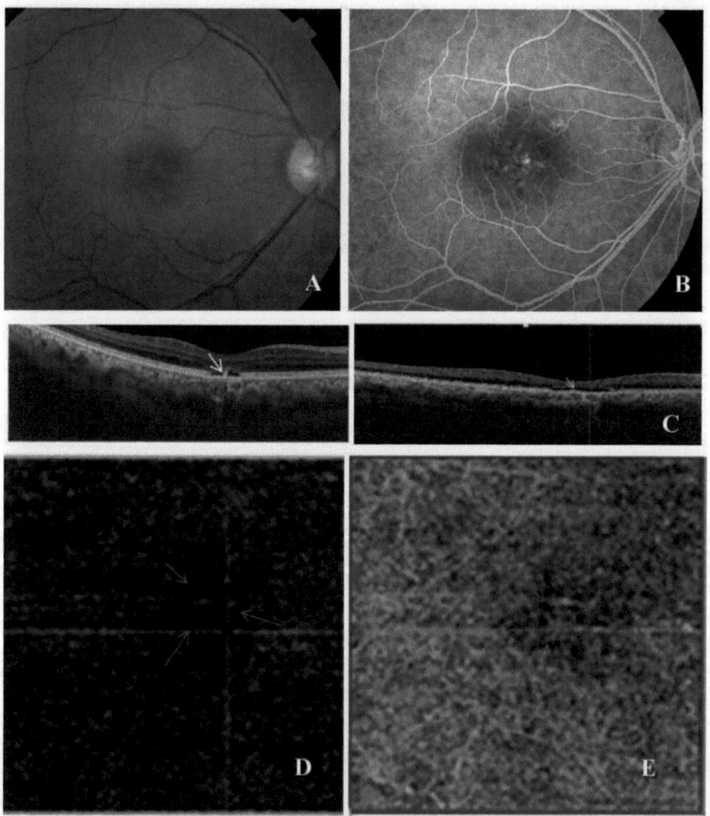


**Figura 56:** Figura de NVC complicando a CRSC crónica.

Homem de 55 anos seguido por CRSC crónica em tratamento com espironolactona:

FO(A): alterações difusas do PE macular. FA(B): hiperfluorescência difusa não homogénea por efeito de janela. OCT B: presença de DSR com conteúdo hiperreflectivo (C1/C2) (setas brancas). OCTA: da retina externa(D): presença de um hipersinal anormal. OCTA da coriocapilaris (E): presença de uma lacuna vascular anormal com um aspeto emaranhado em hipersinal com um halo em hipossinal periférico (setas vermelhas).

As CVNs são uma complicação relativamente rara da SCCR, com uma incidência que varia entre 2 e 9% (144). Ocorrem essencialmente nas formas crónicas e nas PEFs do tipo FIPED(125,145) e a maioria são CVNs do tipo 1(146).

No entanto, a frequência da NCV durante a CCRM é provavelmente subestimada porque o seu diagnóstico nem sempre é fácil. De facto, os sinais observados na imagiologia multimodal na CRSC crónica e na CVN tipo 1 podem ser sobreponíveis (144):

- Na AF, as alterações do PE na CRSC crónica dão origem a uma hiperfluorescência não homogénea que se assemelha ao aspeto dos CVN do tipo 1.
- Na ICGA, a hiperfluorescência dos pontos de fuga na fase tardia é por vezes difícil de diferenciar da placa tardia caraterística da NCV de tipo 1. A presença de uma laceração neovascular na fase inicial é o sinal mais discriminatório de uma NCV. No entanto, esta laceração só é observada em 50-60% dos casos(145,147).
- Na OCT de varrimento B, podem ser observadas uma DSR e/ou fossas intra-retinianas tanto na CRSC crónica como na CVN de tipo 1. Para além disso, os FIPEDs têm um aspeto que pode assemelhar-se ao EPD da CVN tipo 1. No entanto, um EPD hiper-refletivo pode ser um sinal de uma complicação neovascular, ao contrário de um EPD hipo-refletivo(105) e os FIPEDs neovascularizados parecem

mais espessos e mais largos do que os FIPEDs não neovascularizados(147).

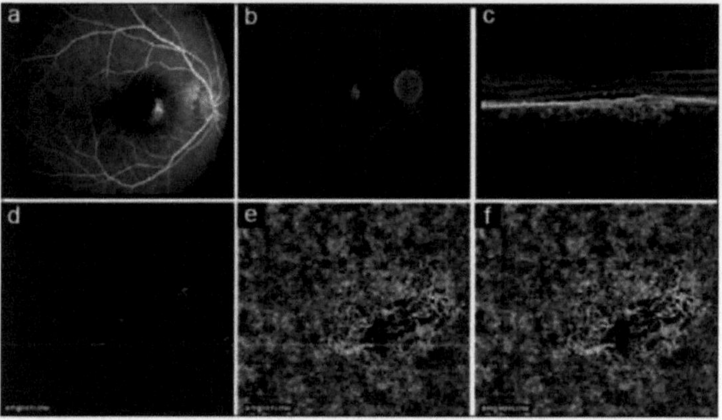


**Figura 57:** OCTA E NVC complicando a CRSC crónica (148).

Um doente de 48 anos com CSC crónico com FA de fase precoce (a) e tardia (b) mostrando hiperfluorescência pontilhada sem realce progressivo, mas que foi diagnosticado como CVN por dois peritos de acordo com BANSAL et all. A secção SD-OCT (c) mostrou uma EPD irregular com acumulação de líquido sub-retiniano. A OCTA facial mostrou um complexo neovascular, subtil na retina externa (d) e proeminente na coroide (e). A segmentação automatizada mostrou uma rede neovascular maior e mais densa (f).

Na CRSC crónica, a OCTA pode fornecer um elemento útil e ser um exame de alto desempenho para a visualização de CVNs. Numerosos estudos avaliaram a prevalência de NVC na ACO e os resultados têm sido variáveis, indo de 24,2 a 58% (136,144,144,147,149).

Alguns estudos demonstraram a superioridade da OCTA sobre a combinação de OCT/FA/ICGA na deteção de CVNs na CRSC crónica, com melhor identificação das suas estruturas. De facto, Bousquet et al(147) observaram CVNs em 35% dos EPDs irregulares, enquanto que estes apenas foram identificados em 19% dos casos por imagem multimodal(150). A OCTA também permitiu visualizar os CVNs nos FIPEDs em 24 a 42% dos casos, e mesmo em 90% dos casos em certos estudos(136,144,147,151).

Esta CVN aparece na OCTA, tal como noutras patologias, sob a forma de uma laceração vascular hiper-sinalizada que é geralmente mais pequena em tamanho do que as CVN de tipo 1 na DMRI.

No entanto, apesar da sua maior sensibilidade e especificidade, a ACO pode produzir falsos positivos e as lacunas vasculares coroideias irregulares podem corresponder a vasos coroideias anormalmente dilatados ou a NVC. Por estas razões, alguns autores sugerem a comparação e contraste dos resultados da ACO com os da imagiologia multimodal antes de aceitar o diagnóstico de um NVC que complica uma CRSC (120,136,147,148,152).

# 7. OCLUSÕES DA VEIA OCTA E DA RETINA

èmeAs oclusões das veias da retina (OVR), que incluem as oclusões das veias centrais da retina (OVCR) e as oclusões dos ramos das veias da retina (OVR), são a 2ª causa mais comum de doença vascular da retina, a seguir à RD, e a sua prevalência aumenta com a idade. Devem-se à existência de um obstáculo ao fluxo venoso, levando a uma redução da perfusão e a um aumento da contrapressão na circulação retiniana( 153). O seu prognóstico anátomo-funcional é condicionado pela ocorrência de 2 complicações principais: OM e/ou isquémia retiniana e suas complicações neovasculares.

O diagnóstico da OVR é essencialmente clínico, baseado na tétrade clássica: papiledema, dilatação venosa, hemorragia retiniana e nódulos cotonosos (Figura 60). Os exames complementares são utilizados para classificar as OVR como edematosas, isquémicas ou mistas.

Durante muito tempo, a AF foi considerada o exame de referência para a OVR. Confirma o diagnóstico mostrando o atraso arteriovenoso, especificando a forma clínica e localizando a fuga de contraste responsável pela OVR. No entanto, esta técnica tem algumas limitações relacionadas com a fuga ou acumulação do produto de contraste secundárias à hiperpermeabilidade capilar e aos defeitos de perfusão, e os sinais isquémicos são frequentemente obscurecidos se o edema ou a hemorragia impedirem a visualização do leito capilar(154).

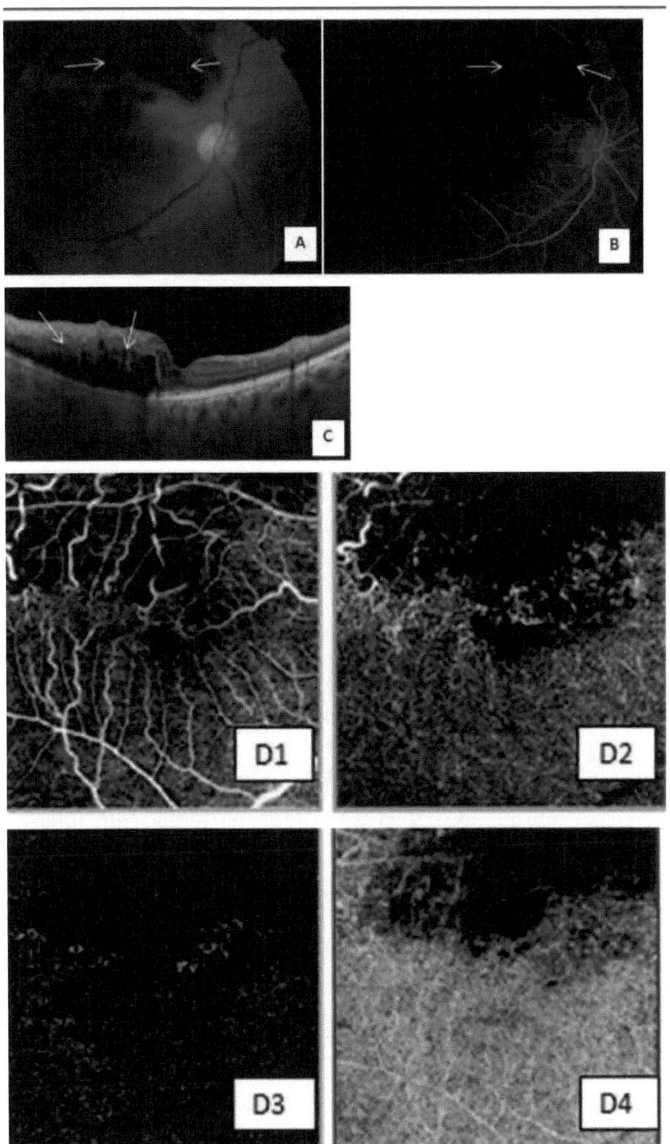


**Figura 58:** OBVR em imagiologia multimodal.
OBVR temporal superior com hemorragias retinianas de aspeto

Superficial(A)TAF: mascaramento de grandes vasos secundário à presença de hemorragias. A OCT SD mostrou a localização das hemorragias como hiper-refletividade com sombreamento posterior e espessamento macular localizado. A OCT mostra a presença de grandes troncos tortuosos no PVS com perda capilar (D1). É visível uma perda de sinal secundária à presença de hemorragias no PVP (D2), na retina externa (D3) e na coriocapilar (D4).

A OCT B-scan tornou-se o padrão de ouro para o diagnóstico e monitorização da OVR. Pode confirmar o diagnóstico de OVR ao mostrar hemorragias nas bolhas de edema, um sinal caraterístico da OVR (Figura 60). Pode também sugerir se o espessamento da retina é vasogénico ou isquémico. De facto, no caso da OM vasogénica devida à rutura da BHR, o dano tende a ser na retina externa com a presença de numerosas bolhas, enquanto que no caso da OM isquémica, a opacificação da retina é mais extensa. No entanto, o edema ou a hemorragia podem impedir a visualização da zona elipsoide(155).

A extensão da isquémia e a avaliação do seu risco de progressão continuam a ser um desafio diagnóstico e terapêutico. De facto, nas OVR, a não perfusão progride geralmente da periferia para o centro. Atualmente, a angiografia de campo ultra largo, uma nova técnica de imagem, permite analisar toda a periferia da retina com uma única imagem, explorar uma área 3 vezes maior do que com a AF e facilitar a avaliação da progressão da não perfusão periférica (156).

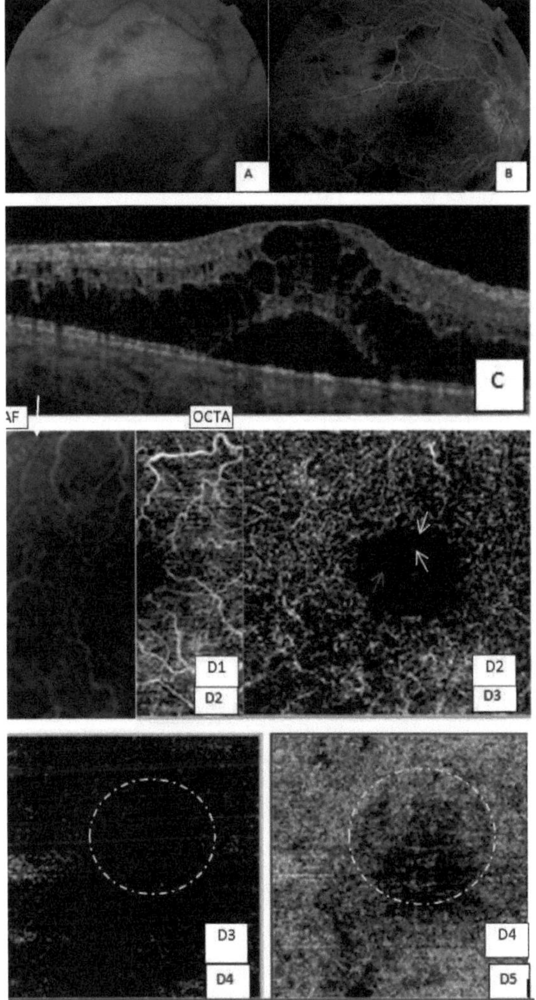


**Figura 59:** OCTA e OVCR edematoso.

Fo: OVCR num homem de 38 anos (A).A AF mostra um OVCR com isquémia peri-macular com presença de microaneurismas e tortuosidade capilar peri-macular (B).O OCT b scan da OCTA:OM cistoide com logettes predominantes na retina externa (setas brancas) com DSR(C).A comparação entre o aspeto do PVS na FA e na OCTA mostra um maior alargamento da ZAC na FA, cujos limites são difíceis de identificar. O número de microaneurismas, sinal de maculopatia isquémica, é maior na FA do que na OCTA(D1). No PVP (D2), os espaços cistóides aparecem mais pequenos na OCTA, dependendo do nível do corte. As malhas de hipo-sinal (setas amarelas) separam os espaços de sinal a (setas vermelhas) correspondentes às cavidades cistóides. A DSR reflecte-se na OCTA por uma atenuação do sinal visível na retina externa (D3) e na coriocapilar (círculos amarelos) (D4).

O recente advento da OCTA abriu novas possibilidades de diagnóstico. Foi demonstrado que, na OVR, a oclusão capilar afecta mais frequentemente a rede profunda do que a rede superficial(154). A OCTA permite a visualização separada das duas redes, que são sobrepostas e confundidas na AF. Assim, a OCTA é atualmente considerada um exame não invasivo e fiável para avaliar as consequências microcirculatórias maculares secundárias à OVR, com uma boa correlação com a AF, o exame de referência, para avaliar as zonas isquémicas maculares e a remodelação microvascular(157-159).

Foram descritas várias anomalias na mácula(154,160,161). Em comparação com o olho adelfo, a OCTA mostra um aumento da ZAC, particularmente no PVP. Mostra também um aumento da não perfusão dos capilares para-foveais e uma diminuição da densidade vascular para-foveal avaliada por software de quantificação de fluxo. Além disso, visualiza melhor que o OCT estrutural as logettes intra-retinianas e objetiva *shunts* entre as redes vasculares superior e inferior ou a nível papilar (figura 61). Todas estas anomalias podem existir independentemente da forma clínica do RVO e da sua topografia (RVO, RVO).

Por outro lado, a OCTA não só fornece elementos de diagnóstico para a OVR, como também elementos de prognóstico. Foi demonstrada uma correlação quantitativa entre as áreas de não perfusão capilar macular, a densidade vascular parafoveal, o alargamento da ZAC e a AV, confirmando que a AV depende de vários factores para além da espessura macular(162-165).

Foi igualmente demonstrado por OCTA que a IVT de implantes anti-VEGF e de dexametasona apenas estabiliza a perfusão macular e não reperfunda os capilares( 166-168) (figura 62).

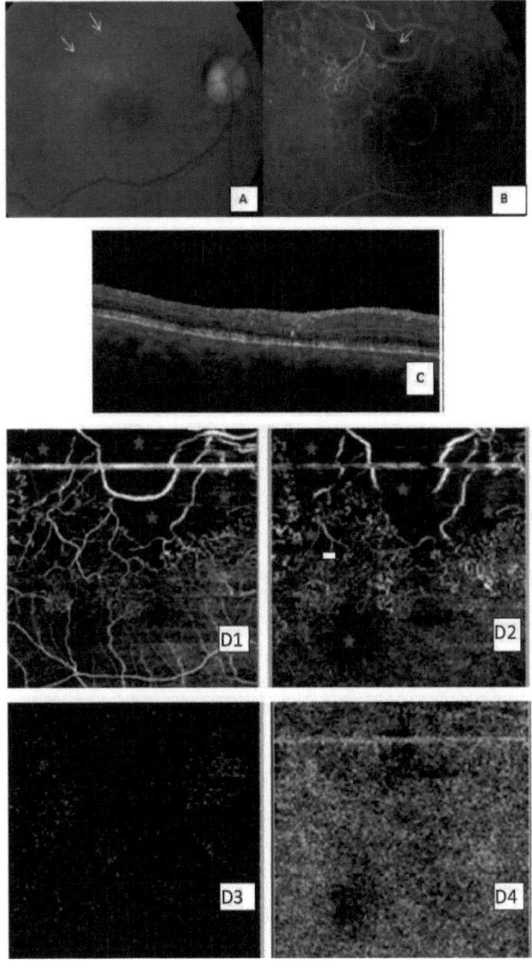


**Figura 60:** Derivações veno-venosas em OCTA :
FO: OBVR temporal superior (presença de ramo venoso não habitado (setas

brancas)) (A). FA: bloqueio do enchimento venoso ao nível de duas vénulas (setas amarelas) com presença de uma rede de colaterais venosas a jusante (pontas de setas verdes).Existem também zonas de isquémia periférica (estrelas vermelhas) com maculopatia mista (círculo vermelho) (B). A OCT B mostra um espessamento retiniano focal com desdiferenciação das camadas internas da retina, que aparecem hiper-reflectivas. A OCTA (Dl/D2/D3/D4) revelou áreas de isquémia (estrelas vermelhas) que pareciam mais extensas no PVP (D2) do que no PVS (Dl) e comparadas com as observadas na FA. A OCTA permitiu seguir o trajeto da rede de colaterais no PVS. A retina externa parecia normal (D4) e observámos também a presença de zonas de isquémia da coroideia (D5) com uma diminuição da densidade capilar no PVP (D2).

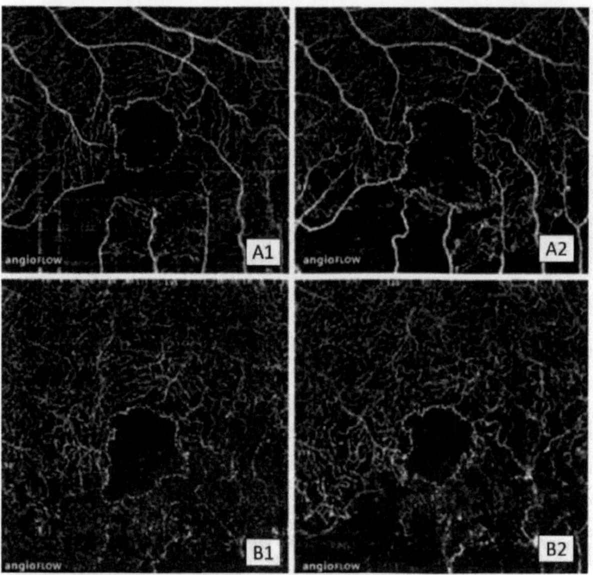


**Figura 61:** alterações no ZAC com o tratamento anti-VEGF(169) :

A ZAC vista na OCTA num doente com VSVD. (A1) PVS inicial (Bl)PVP 6 meses após o tratamento. (A2) PVP inicial. (B2) PVP 6 meses após o tratamento. O ZAC circundado pela linha amarela foi ampliado após o tratamento no PVS.

No que diz respeito à periferia da retina, a AF continua a ser o exame de referência para avaliar o grau de isquémia secundária da retina. No entanto, algumas máquinas de OCTA, incluindo a nossa, utilizam reconstruções automáticas em mosaico para permitir uma visualização de campo alargado e aproximam-se da superfície explorada pelas angiografias convencionais. Um "campo largo" da retina é explorado através da montagem de vários quadrados de 12 mm ou rectângulos de 9 x 15 mm.

Vários autores estudaram o contributo da OCTA de campo largo na avaliação da não perfusão na OVR em comparação com a AF de campo ultra largo e demonstraram que a OCTA permite a deteção de territórios de não perfusão "em risco" com muito boa sensibilidade e especificidade (170,171). A visualização de territórios de não perfusão de mais de 3 superfícies papilares na OCTA de campo largo está associada à presença de isquémia retiniana superior a um quadrante. Este facto deverá levar à realização de AF para um diagnóstico mais formal de não perfusão (18,154,172).

Além disso, foi demonstrada uma correlação entre a densidade vascular macular e periférica. As alterações maculares observadas na OCTA estão estatisticamente correlacionadas com a presença de isquémia periférica encontrada na AF. Quando a densidade vascular do leito capilar profundo é inferior a 46%, existe uma área de não perfusão periférica de mais de um quadrante em 66,6%, ao passo que esta situação só se verifica em 7,7% se a densidade for superior a 46%(165,173).

Apesar dos seus grandes benefícios, a OCTA tem algumas limitações na OVR, especialmente quando se trata de analisar a densidade vascular, onde podem existir numerosos artefactos:

- na OVR isquémica, a análise da rarefação capilar e o cálculo da densidade vascular macular podem ser mascarados pela presença de uma substância branca perivenular (hiper-reflectiva na OCT B-scan), que interfere com a visualização dos dois plexos capilares da retina
- no OBV edematoso, a análise é igualmente difícil na presença de EMC ou de hemorragias retinianas importantes
- Na OM crónica, mais frequentemente associada ao desenvolvimento secundário de macroaneurismas venosos, estas dilatações vasculares não são fáceis de visualizar, provavelmente devido ao baixo fluxo no interior do macroaneurisma (Figura 63).
- No caso da OCTA de campo alargado, o procedimento pode ser longo e fastidioso para alguns doentes que têm dificuldade em fixar o alvo.

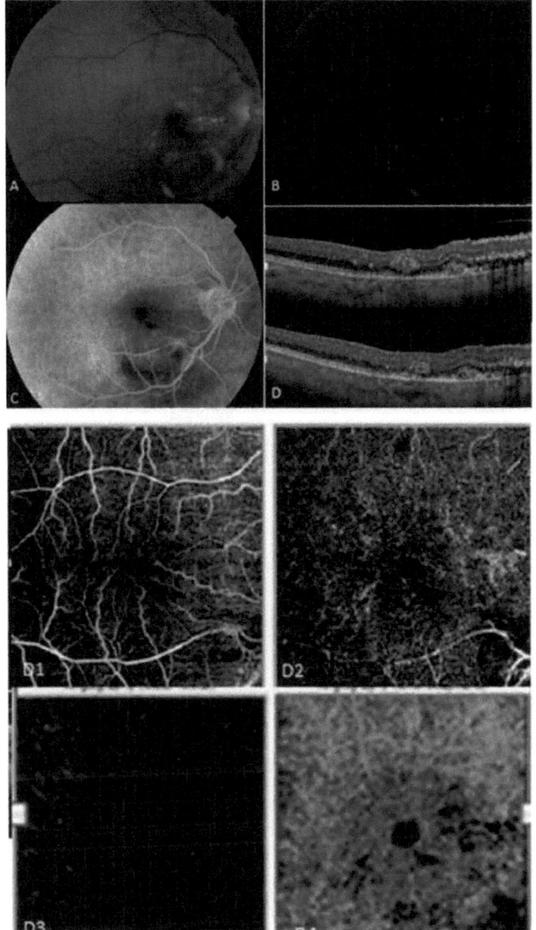


**Figura 62:** Macroaneurisma venoso complicando a oclusão da veia da retina.

O doente tinha 53 anos de idade. FO (A/B): hemorragia macular em ninho de pombo com um placard exsudativo em torno de uma lesão esbranquiçada em frente ao arco temporal inferior com amputação do trajeto de uma veia em frente a esta lesão. A FA (C) mostra um atraso no enchimento venoso em frente a um macroaneurisma situado numa zona de cruzamento arteriovenoso. OCT B (D): o macroaneurisma com espessamento das diferentes camadas da retina e material hiper-refletor correspondente a exsudados profundos. OCTA: lesões hipo-sinais secundárias a exsudados com rarefação da densidade vascular peri-macular (D1/D2) que pode ser secundária a uma hipoperfusão real ou a um mascaramento devido a hemorragia. Os macroaneurismas aparecem na retina externa e na coriocapilar (D3/D4) sob a forma de uma zona com sinal secundário à ausência de fluxo devido a uma trombose do fluxo ou a um fluxo lento ou turbulento a este nível.

## 8. OCTA E OCLUSÕES ARTERIAIS DA RETINA

As oclusões arteriais da retina (OAR) são interrupções ou abrandamentos da circulação em toda ou parte da rede arterial da retina. São acidentes graves, quer do ponto de vista visual, onde provocam 60% de cegueira unilateral com risco de bi-lateralização, quer do ponto de vista geral, pois reflectem na maioria das vezes uma lesão de todo o sistema vascular(174).

Consoante o local de obstrução, distinguem-se as oclusões da artéria central da retina (OACR) e as oclusões dos ramos arteriais da retina (OBAR). A evolução e o prognóstico funcional são ainda mais graves quando a oclusão envolve um grande tronco ou um vaso destinado à mácula. Esta patologia tem duas fases: aguda e tardia.

Na fase aguda, o diagnóstico de OAR é geralmente simples. A FO revela um edema isquémico esbranquiçado na área ocluída, associado a um aspeto macular vermelho-cereja no caso da OACR, por vezes com visualização do êmbolo responsável pela oclusão. A AF confirma o diagnóstico ao mostrar um atraso ou ausência de enchimento arterial. No entanto, a AF só pode explorar e analisar os vasos de maiores dimensões, o que também pode ser dificultado por fenómenos de difração da luz induzidos pelo edema.

A OCT estrutural dá um contributo importante para a OAR. Por um lado, confirma o diagnóstico nas formas total ou subtotal e, por outro lado, descreve as anomalias dos diferentes plexos vasculares resultantes dos diferentes níveis de isquémia retiniana (174-176). Revela também uma banda hiper-reflectora na camada nuclear interna conhecida como maculopatia para-central aguda (PAMM), sinal de isquémia da IVP e da PVP. Revela igualmente um espessamento difuso e hiper-reflexivo das camadas interna e média da retina, representando uma isquémia dos capilares superficiais e profundos.

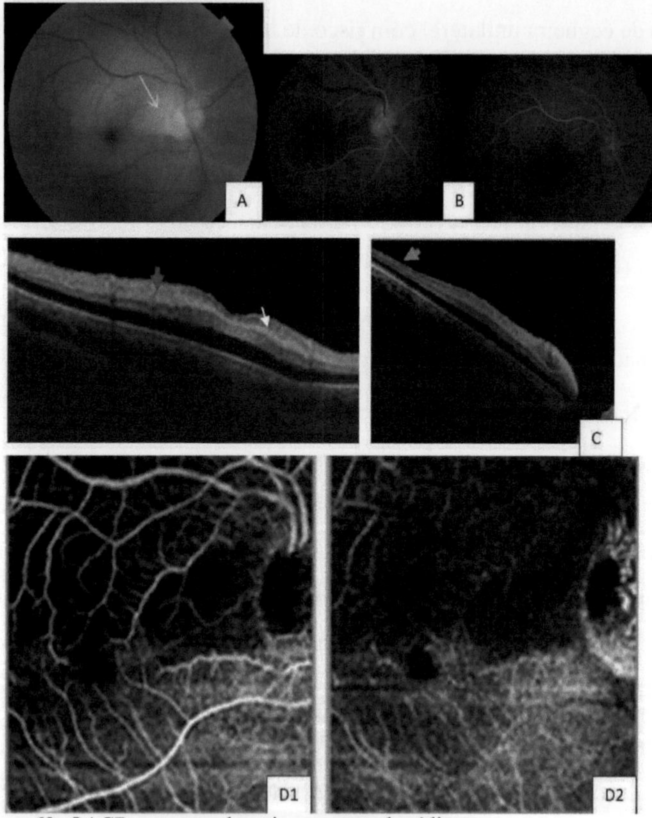


**Figura 63:** OACR com maculopatia paracentral média.
FO (A) mostra uma mácula vermelho-cereja com edema pálido na área inter maculo-papilar (seta amarela) e aspeto isquémico da retina temporal (setas vermelhas).AF(B): enchimento arterial retardado com tempo arteriovenoso prolongado e enchimento retardado do ramo venoso temporal superior. OCT SD(C): espessamento das diferentes camadas da retina envolvendo as camadas internas da retina (setas vermelhas) predominantemente na área inter maculo-papilar (seta amarela) com um bunghole hiper-refletivo (seta branca) indicando PAMM com atrofia periférica da retina (setas verdes). OCTA: desaparecimento do

leito capilar supramacular da retina ao nível dos dois plexos vasculares (D1/D2) com persistência de vasos de grande calibre ao nível do PVS (D1). Conservação da ZAC ao nível dos dois plexos.

A OCTA facilita a análise dos diferentes plexos e a identificação das zonas de isquémia sem ser dificultada pelos fenómenos de difração provocados pelo edema. Bonini et al verificaram que, independentemente da forma de oclusão, havia uma diminuição da perfusão do PVS e do PVP, correspondendo a áreas de alterações da retina interna na OCT e a áreas de perfusão retardada na FA. Este facto sublinha o valor desta técnica para definir e identificar claramente a topografia dos plexos afectados e os limites da não perfusão, facto que tem sido bem demonstrado e confirmado por vários outros estudos(177-182).

De facto, Philippakis et al(181) sugeriram uma maior suscetibilidade da PVP nas OAR incompletas. Baumal et al(177) mostraram, no caso da OACR, uma diminuição da perfusão do PVS e PVP, embora as lesões fossem diferentes, onde notaram um continuum entre lesões isoladas do plexo superficial e lesões combinadas e simétricas do PVS e PVP. No OBAR, estes autores verificaram que a não perfusão é mais marcada no plexo superficial do que no plexo profundo e encontraram uma diminuição do fluxo e um território de isquémia bem definido a jusante do local da obstrução com défices focais no território da artéria ocluída a nível peripapilar. Para além disso, em comparação com a AF, foi demonstrado que, na OBAR, a OCTA é mais sensível do que a AF na identificação da extensão e magnitude da não perfusão(183).

Na fase tardia da OAR e após a reperfusão, a AF pode mostrar estreitamento arterial com normalização do trânsito de fluoresceína. A OCT em B-scan mostra atrofia progressiva das camadas internas da retina com menor refletividade do que na fase aguda, associada ao desaparecimento do edema isquémico(174). Na OCTA, o fluxo é novamente visualizado em determinadas arteríolas.

No entanto, a OCTA tem certas limitações nas SROs(183). No caso de oclusão completa, a desorganização das camadas da retina pode impedir uma segmentação adequada e, por conseguinte, uma análise específica. Além disso, nas fases tardias, não é fácil diferenciar os diferentes plexos devido ao afinamento extremo da retina. Para além disso, a OACR está frequentemente associada a BAV profundos e, por conseguinte, à falta de fixação, o que conduz a imagens de má qualidade.

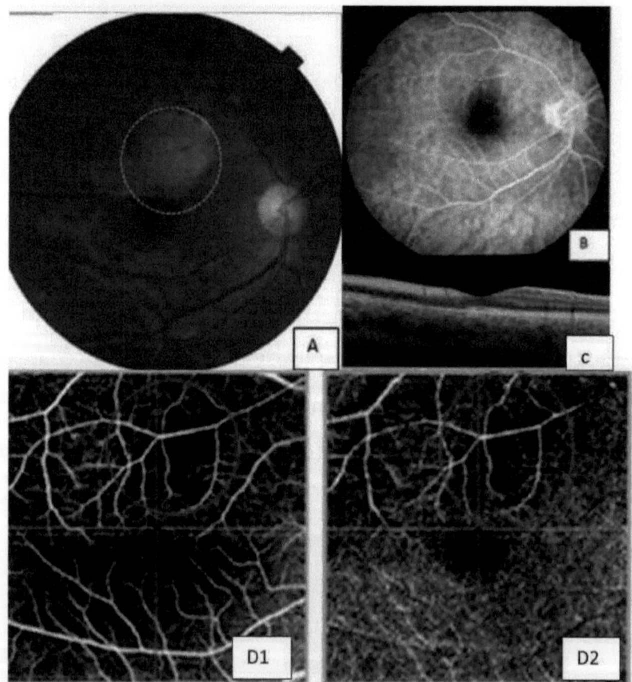


**Figura 64:** Oclusão do ramo da artéria da retina.

12 ANOS: FO uma área de isquémia supra macular da retina (A: círculo verde). AF: enchimento retardado de um ramo arterial retiniano temporal superior mostrando um estreitamento do calibre na sua origem (setas amarelas) com dilatação vascular a jusante (B). SD OCT(C): atrofia localizada das várias camadas da retina (seta branca), envolvendo particularmente as camadas internas que aparecem hiper-reflectoras com interrupção local da linha elipsoide(C)(setas vermelhas).OCTA (realizada após 48 horas de BAV): rarefação suprafoveal localizada da vascularização da retina no PVS, predominantemente em vasos de pequeno calibre (D1); esta hipoperfusão é mais marcada no PVP, permitindo visualizar a projeção dos vasos superficiais num fundo de isquémia (D2).

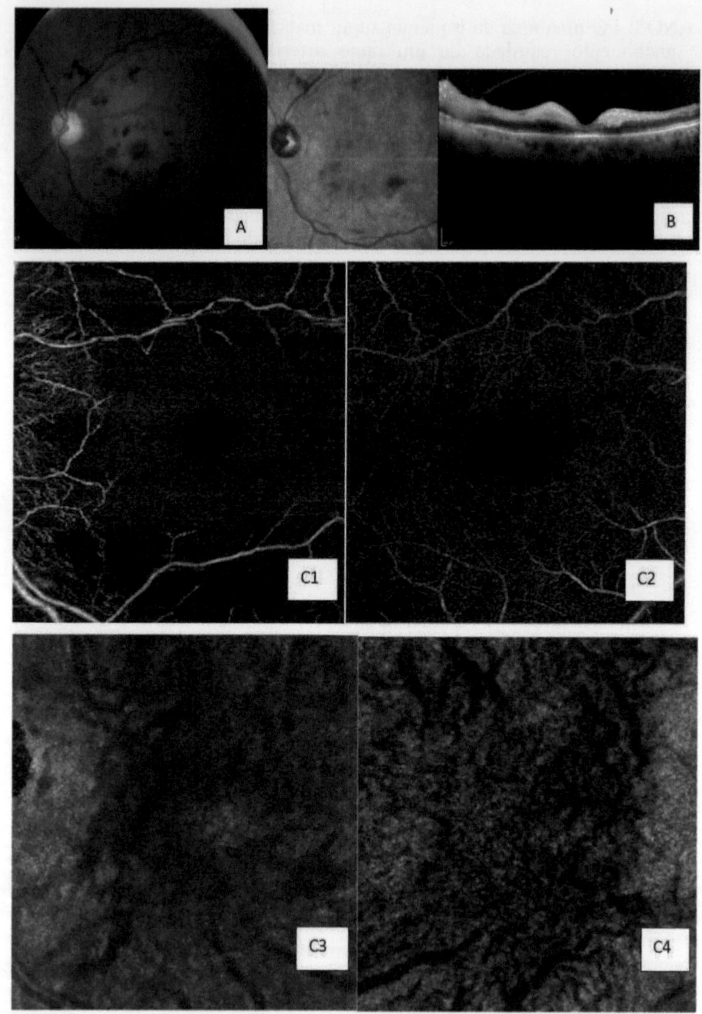


**Figura 65:** Oclusão combinada da artéria e da veia centrais da retina (184): Mulher de 69 anos com VSVE abrupta, FO mostra papiledema com edema macular, tortuosidade venosa e hemorragias irregulares (A). OCT SD mostra hiperreflectividade com edema retiniano envolvendo as camadas internas da retina (B). OCTA: rarefação capilar com fluxo reduzido no PVS (C1) e PVP (C2) sem envolvimento óbvio da coriocapilar (C3) e da coroide (C4).

# 9. DIVERSAS PATOLOGIAS

## 9.1. Estrias angióides :

As estrias angióides são dobras da membrana de Bruch que foram descritas pela primeira vez por Doyne em 1889. Estas fissuras ocorrem numa membrana de Bruch frágil, espessada e calcificada, que pode ou não estar associada a atrofia do epitélio pigmentar e da coriocapilar. Em 50% dos casos, esta patologia está associada a uma doença geral, como o xantoma pseudo-elástico, a síndrome de Ehles Danlos, a doença de Paget e as hemoglobinopatias. Esta doença é geralmente assintomática e pode ser descoberta por acaso durante um exame oftalmológico. Os sinais clínicos, como a diminuição da acuidade visual ou a síndrome macular, são observados quando as estrias progridem em direção à mácula ou em caso de complicações neovasculares. O diagnóstico das estrias angioides é essencialmente clínico. Se se suspeitar de uma complicação neovascular, são indicados exames complementares. A OCTA oferece uma nova abordagem para o estudo das estrias angioides. Na ausência de complicações neovasculares, a OCTA pode mostrar o alargamento do círculo vascular foveal na presença de uma estria justa foveal e a rarefação capilar na área da estria(185). Em termos de EA, as VDNs são maioritariamente do tipo 2, mas a segmentação manual pode detetar a presença de NVC oculta na coriocapilar ou a presença de uma rede fibro-vascular nas fissuras da membrana de Bruch que poderá corresponder ao local de nascimento de uma NVC (186,187).

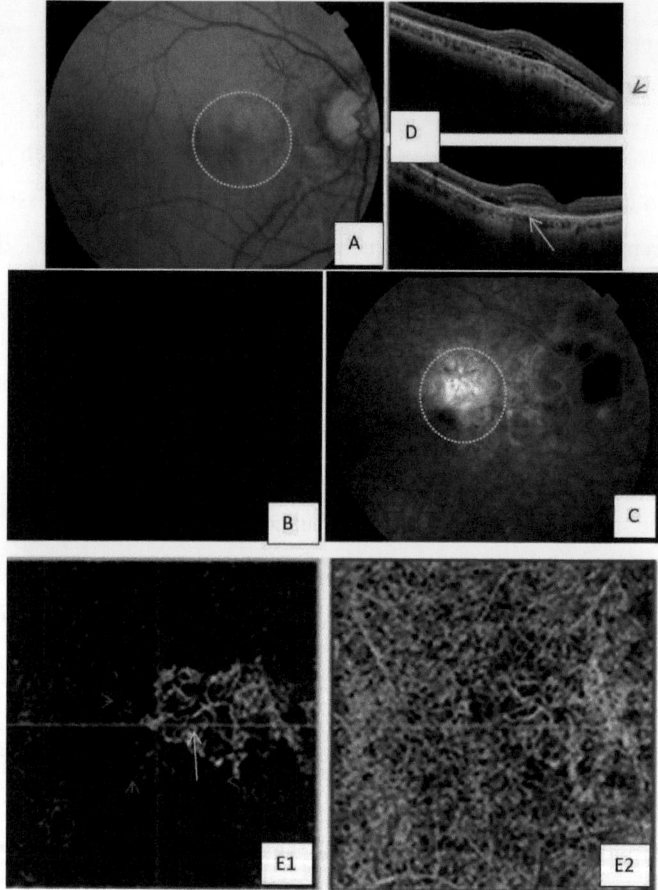


**Figura 66:** OCTA E NVC complicando estrias angioides.

Um homem de 45 anos com um FO: estrias angióides (setas vermelhas) com um aspeto amarelo-acinzentado da mácula com um DSR (círculo amarelo).

Imagem de autofluorescência: as estrias aparecem como linhas pretas irregulares com um aspeto granular à volta e entre as áreas papilomaculares (setas amarelas) (B). AF: hiperfluorescência não homogénea de estrias angioides com difusão perimacular sugerindo a presença de uma complicação neovascular (C). SD OCT(D): Rupturas focais da membrana de Bruch (seta vermelha) com DSR não homogéneo e espessamento fusiforme hiper-reflexivo associado a um neovaso tipo 2 (seta amarela).OCTA:Arborização neovascular na retina externa (E1) com alças periféricas (pontas de seta vermelhas), um vaso alimentador central (seta amarela) e uma auréola de hipo-sinal peri-lesional que permite avaliar a atividade deste neovaso tipo 2 visível. Ao nível da coriocapilar: visualização de vasos periféricos dilatados com diminuição da densidade vascular a toda a volta (E2).

A OCTA oferece um instrumento isento de riscos para monitorizar os neovasos da coroideia e avaliar a resposta ao tratamento com injeção intravítrea de anti-VEGF, monitorizando o tamanho, a disposição, o aspeto e a densidade vascular a este nível. A OCTA permite estimar a atividade do NVC, mas esta estimativa deve ser comparada com outras técnicas(187).

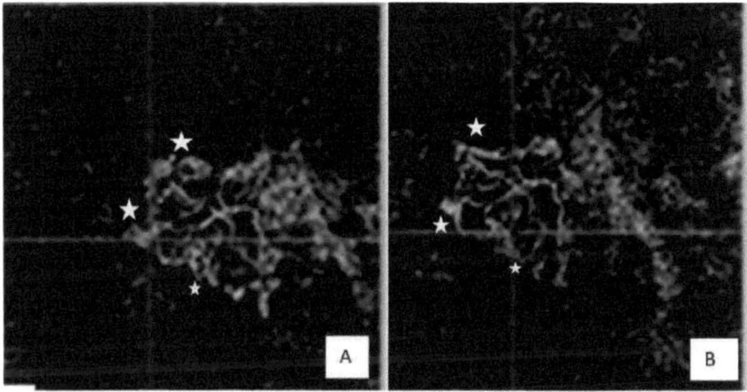


**Figura 67:** Aspeto pós-tratamento da NVC complicada por estrias angioides utilizando cortes OCTA de 6*6 mm:
A: aspeto inicial da CVN / B: aspeto pós-terapêutico da CVN
Aos 7 dias após a injeção intravítrea de anti-VEGF, o tamanho do CVN estava reduzido, com uma rarefação dos capilares periféricos e uma regressão dos seus rebordos e anastomoses (estrelas brancas), enquanto os grandes troncos estavam preservados.

Como teste inócuo, a OCTA permite a deteção da recorrência da NVC após o tratamento, mas a atividade da NVC continua a ser avaliada através da comparação dos resultados fornecidos pela OCTA com os da AF e da SD OCT.

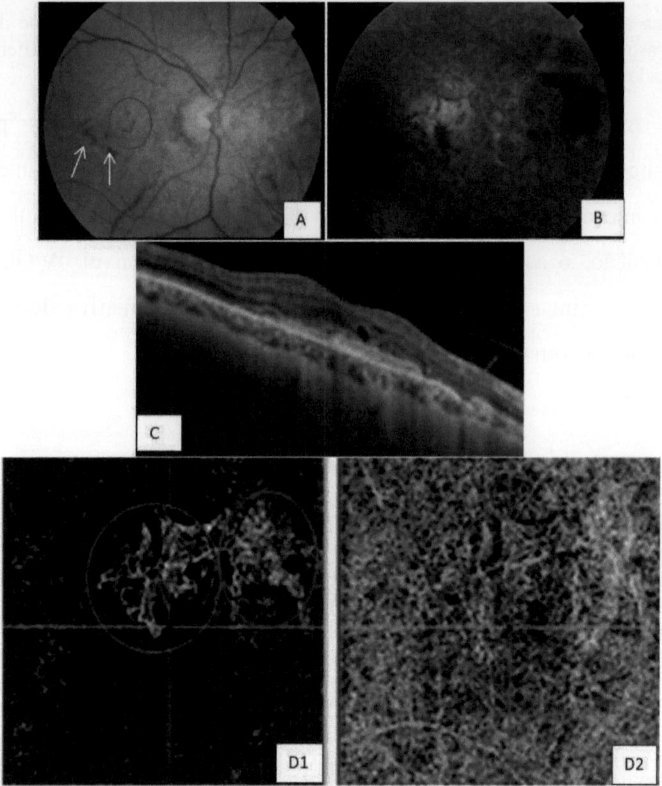


**Figura 68:** Recorrência de NVC complicada por estrias angioides:

FO: recidiva de uma hemorragia macular em múltiplas manchas (setas brancas) temporalmente a uma cicatriz atropo-pigmentar correspondente à localização da antiga NVC (círculo vermelho)(A).FA (B): captação não homogénea do corante com impregnação peri-macular progressivamente crescente com difusão tardia atenuada pelo efeito de mascaramento secundário às hemorragias. Imagem OCT SD (C1/C2): edema retiniano difuso com um espessamento fusiforme hiper-refletivo sobre o EP, sobreposto por logettes cistóides na retina externa e uma fissura na membrana de Bruch (seta azul).A OCTA revelou uma rede neovascular em forma de roda com uma auréola peri-lesional escura e múltiplas alças anastomóticas (círculo azul) e um vaso alimentador central (setas vermelhas), bem como uma aparência de árvore morta com capilares desorganizados correspondentes ao remanescente da rede neovascular inicial (círculo vermelho) na retina externa (D1) e na coriocapilar (D2).

## 9.2. OCTA e a doença de best :

A distrofia macular vítrea ou doença de Best é uma doença autossómica dominante com expressão variável e penetrância incompleta. É causada por uma mutação no gene VMD2 localizado no braço longo do cromossoma 11, resultando numa acumulação de lipofushina sob a forma de um depósito subretiniano amarelo caraterístico da doença. O início da doença ocorre entre os 7 e os 12 anos de idade, quando a acuidade visual central está reduzida, unilateral ou bilateralmente, ou quando ocorre metamorfopsias. Esta doença passa por várias fases no FO: a fase pré-viteliforme, a fase viteliforme, a fase de remodelação, a fase atrófica final da doença com uma grande mancha de atrofia centromacular e a fase fibro-glial. O diagnóstico da doença de Best é essencialmente clínico.(188) O electro-oculograma faz o diagnóstico nos casos duvidosos com um aspeto típico de um rácio de Arden < 145. A imagiologia multimodal é utilizada para classificar a doença e detetar eventuais complicações. A OCTA pode ser utilizada para detetar anomalias na microarquitectura vascular na doença de Best, com uma rarefação da densidade vascular nas diferentes camadas, que é mais pronunciada no PVP e na coriocapilar (189). A morfologia vascular pode ser normal no PVS, mas o alargamento da ZAC com rutura do círculo anastomótico perifoveal está presente em 2/3 dos casos, sendo estas anomalias constantes no PVP(190,191).As anomalias de sinal são secundárias à acumulação de lipofushina, dando origem a uma descorrelação não vascular de lesões de hipersinal com hipossinal, visíveis sobretudo ao nível do córion capilar, sob a forma de um halo peri-lesional periférico, presente em 90 Z dos casos, que pode dever-se à repressão vascular pelos depósitos vitelinos ou ao enfraquecimento do fluxo sanguíneo, que se situa abaixo do limiar de deteção (191).

A OCTA realizada na maioria dos olhos com depósitos viteliformes foi sujeita a um certo grau de falha na segmentação automática, particularmente quando os depósitos sub-retinianos distorciam a anatomia local dando origem a artefactos de projeção com erros de interpretação, pelo que por vezes é necessário recorrer à segmentação manual seguindo os limites da lesão(191,192).

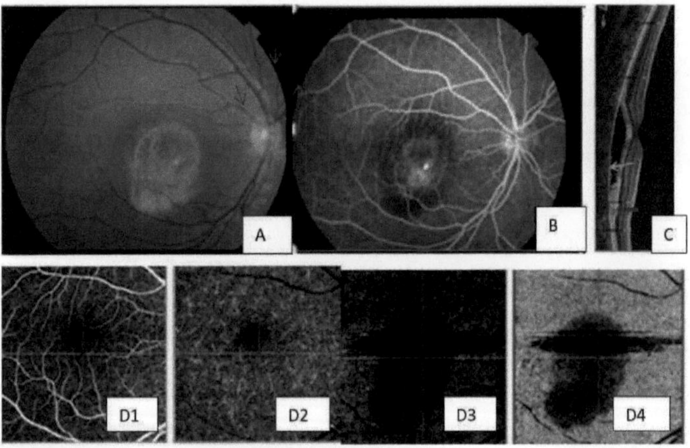


**Figura 69:** OCTA e doença de BEST na fase viteliforme.

FO(A): depósito amarelado de gema de ovo espalhado num prato numa rapariga de 7 anos de idade.AF(B): o disco central é visível com hiper fluorescência periférica não homogénea devido à alteração do epitélio pigmentar com hipofluorescência central devido ao efeito de máscara secundário aos depósitos viteliformes. A OCT SD do (C) OD mostra uma elevação em cúpula de todas as camadas da retina com DSR e um aspeto granular hiper-reflexivo do PE (seta azul) com divisão hiper-reflexiva das camadas exteriores devido à deposição viteliforme (seta verde).Imagem OCTA: PVS normal (D1), rarefação capilar perifoveal (setas vermelhas) com alargamento da ZAC e dilatação capilar localizada no PVP (D2), na retina externa e no córion capilar (D3/D4) existem áreas de baixo sinal secundárias à ausência de descorrelação por mascaramento devido à DSR e ao material viteliforme.

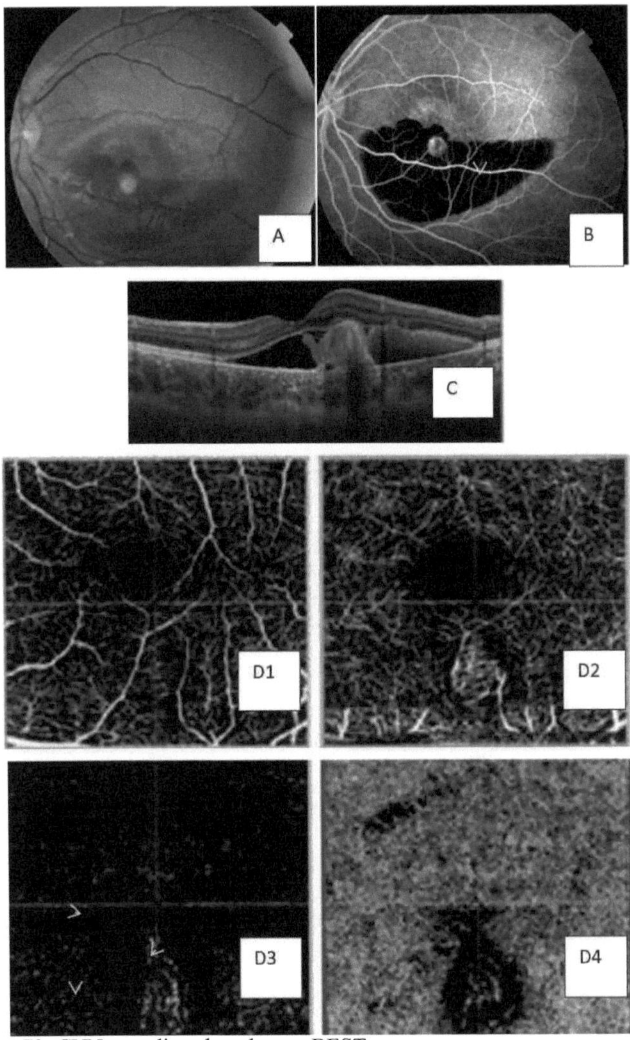


**Figura 70:** CVN complicando a doença BEST :
Menina de 7 anos: FO(A): presença de material central amarelado com hemorragia sub-retiniana inferior. FA(B): captação não homogénea de fluorescência ao nível da lesão central com impregnação e difusão progressivas, sugerindo a presença de

neovascularização coroide ativa. OCT(C) mostra uma elevação da retina com conteúdo hiper-refletor correspondente à hemorragia sub-retiniana e depósitos sub-retinianos com cone de sombra posterior, e ao nível dos quais se nota uma descontinuidade do PE).
Imagem OCTA: aspeto normal do PVS (D1), diminuição da densidade vascular no plexo profundo com rarefação do círculo anastomótico perifoveal e dilatação capilar localizada (D2), na retina externa (D3) e no capilar coriónico (D4), presença de uma rede neovascular sob a forma de glomérulos (pontas de setas) com evidência do vaso alimentador.

A OCTA demonstrou ser superior à AF na deteção de complicações neovasculares. A sensibilidade e especificidade da OCTA variam entre 80 e 100Z para a deteção de NVC de acordo com diferentes estudos( 193,194). Permite analisar as caraterísticas morfológicas deste neovaso através da medição do seu tamanho, embora esta deteção possa ser dificultada pelo mascaramento devido à acumulação de material vitelino, o que impossibilita a deteção da hiperfluorescência. Esta hiperfluorescência, quando presente, juntamente com a fuga secundária do corante, dificulta a análise das caraterísticas morfológicas do CVN(193,194). No entanto, a AF continua a ser superior à OCTA na avaliação da atividade da CVN e, consequentemente, na tomada de decisões terapêuticas. A OCTA dá uma ideia da atividade do NVC, mas não permite, por si só, tratar um NVC que esteja presente. A OCTA é utilizada para a monitorização pós-tratamento de CVNs e pode detetar um CVN quiescente no olho contralateral.

## 9.3. Miopia grave e suas complicações neovasculares :

A miopia grave é uma das principais causas de redução da acuidade visual, que tem vindo a aumentar nos últimos anos. A complicação neovascular é uma das principais causas que ameaçam a visão central, com um mau prognóstico. O padrão de ouro para o diagnóstico da NVC na miopia é a AF associada à OCT SD, que mostra a presença de material hiper-refletor geralmente acima do PE, com ou sem a presença de sinais exsudativos. O VNM aparece na OCTA como um laço solto com vasos filamentosos ou uma rede capilar tortuosa com numerosos ramos vasculares em hiper-sinal heterogéneo acima do PE na maioria dos casos(195-197). A sensibilidade da OCTA para a deteção de NVC míope varia de 90,48 Z segundo Querques et al (198) a 94,1 Z segundo Myata et al com uma especificidade de 100 Z(197) . A ausência de visualização da CVN deve-se ao aspeto turbulento do fluxo dentro da CVN ou ao pequeno tamanho da membrana neovascular. Esta caraterística faz com que a CVN pareça mais pequena do que a observada na AF, devido à ausência de visualização de todas as malhas e filamentos da CVN, para além da difusão da fluoresceína na AF(199,200).

Para obter a melhor visualização da rede vascular, a segmentação manual é utilizada imediatamente acima da banda de PE. A miopia patológica é frequentemente caracterizada por estafiloma macular posterior, superfície irregular, PE atrófico e afinamento da coroideia, o que dificulta a segmentação automática e dá origem a artefactos de segmentação. A OCTA na avaliação de olhos míopes não é um exame imagiológico autónomo. Faz parte de um sistema de imagiologia multimodal mais amplo que pode caraterizar melhor a DV e ajudar nas decisões terapêuticas. Além disso, a OCTA revelou alterações na rede microvascular da retina em olhos muito míopes, que se correlacionam com o alongamento do comprimento axial com uma diminuição da densidade vascular no PVS e no PVP. Verifica-se também uma diminuição do fluxo sanguíneo coroidal devido ao aumento da resistência vascular e ao estreitamento da artéria ciliar posterior. A análise fractal da micro-vascularização utilizando imagens OCTA pode ajudar a caraterizar os mecanismos fisiopatológicos subjacentes envolvidos na miopia(203).

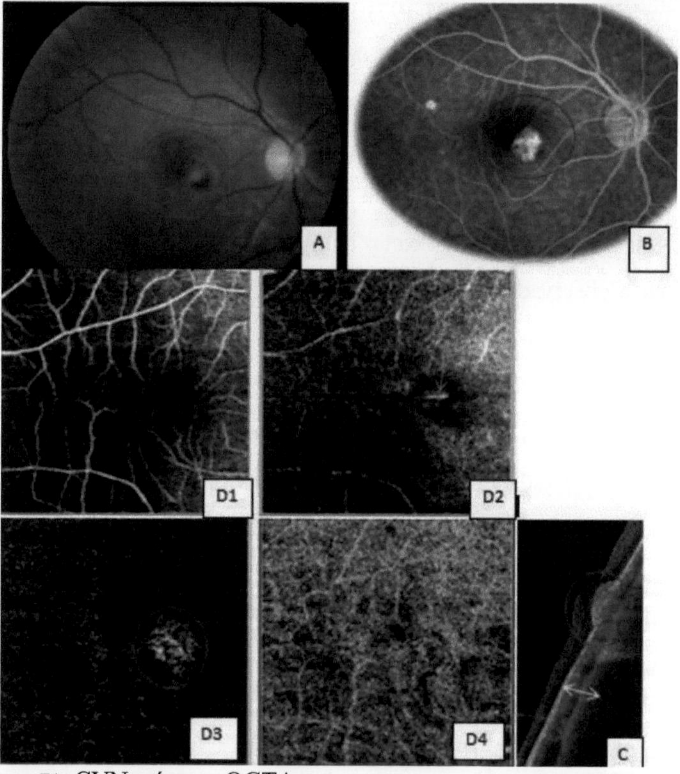


**Figura 71:** CVN míope e OCTA.
Mulher de 30 anos com -7,5 dioptrias de alta miopia FO: o exame revelou a presença de uma membrana neovascular com hemorragia peri-macular (círculo vermelho) (A). Hiperfluorescência FA precoce que aumentou durante a sequência angiográfica com DSR. OCT SD: hiper-refletividade fusiforme acima do PE com espessamento das camadas retinianas opostas a favor de uma NVC de tipo 2 ativa. OCT SD mostra a presença de atrofia retiniana (seta vermelha) com redução da

espessura da coroideia (seta amarela), que são sinais a favor de miopia elevada (C). A OCTA mostra a conservação da arquitetura normal do PVS (D1) com a presença de um fluxo anormal em sinal ao nível do PVP em hipersinal (seta vermelha) rodeado por um halo denso em hipossinal (seta azul) (D2).A arborização anormal parece mais identificável na retina externa (círculo vermelho), que aparece densa em hipersinal com capilares em raio de roda (D3). Na coriocapilar, há rarefação capilar com a presença de áreas em sinal (D4).

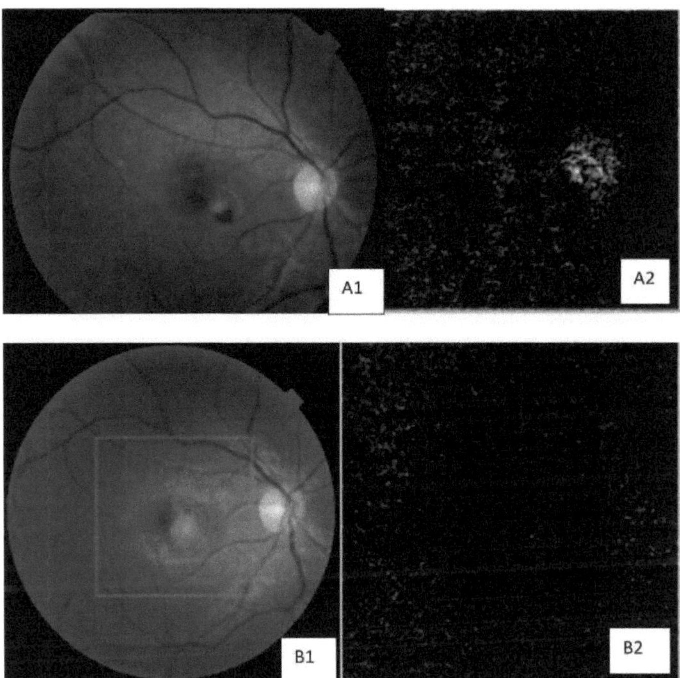


**Figura 72:** Aspeto OCTA pós-terapia de um CVN míope.
A1/A2: aspeto inicial. B1/B2: aparência pós-terapia
O doente foi submetido a uma injeção intravítrea de anti-VEGF, aos 15 dias após a injeção: a hemorragia desapareceu em detrimento de uma cicatriz atrófica (A1/B1). A OCTA mostrou uma regressão do tamanho da CVN com rarefação capilar dando um aspeto de árvore morta (A2/B2).

## 9.4. CVN idiopático em jovens :

A neovascularização coroidal idiopática, uma doença ocular unilateral que ocorre em doentes com menos de 50 anos de idade e é diagnosticada quando a causa da neovascularização coroidal é indeterminada, representa aproximadamente 17% dos doentes com NVC(204). Estes neovasos são derivados da vasculatura coroidal e penetram através da membrana de Bruch no espaço subretiniano, o que é típico da NCV tipo 2. Atualmente, em situações clínicas, a FA e a A ICG são o padrão de referência para a deteção de NVC (204).A OCTA demonstrou superioridade na deteção de NVC idiopática. De facto, as estruturas da NCV eram variadas, geralmente irregulares ou quase redondas, com capilares internos arborescentes. Apresentavam-se como formações de saída irregulares e fortemente ligadas na camada externa da retina. A maioria dos vasos anormais no NVC idiopático apresentava um fluxo sanguíneo do tipo "árvore em botão", o que sugeria que o NVC idiopático é composto por muitos vasos sanguíneos firmemente enrolados, nos quais o sangue que flui através de várias voltas ou partes com nós é suscetível de formar turbulência, o que dificulta a deteção de anéis neovasculares individuais, uma vez que a OCTA apenas mede o fluxo sanguíneo linear(205,206). O movimento turbulento aparece então como uma área escura.

A OCTA também demonstrou fluxo sanguíneo periférico à volta do NMV. Foi sugerido que estas lesões podem ter um vaso anastomótico a delinear o bordo exterior das lesões vasculares, que têm desempenhado um papel importante na fisiopatologia do NVC(204).

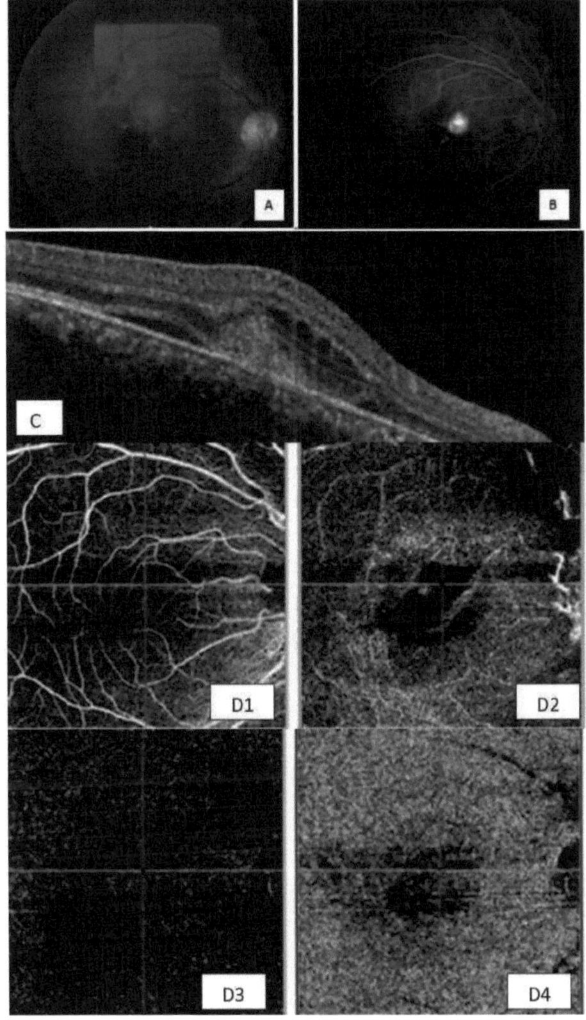


**Figura 73:** CVN idiopática em indivíduos jovens.
Rapariga de 16 anos, sem história de emetropia digna de registo. FO (A): espessamento macular amarelado com hemorragia profunda a favor da CVN.AF(B): hiperfluorescência macular com difusão. OCT B scan(C): presença de espessamento hiper-refletivo sobre o EP com presença de hemorragia intrarretiniana hiper-reflectiva. Nota-se ainda a presença de uma DSR multilobular com OM cistoide, favorecendo uma CVN tipo 2 ativa. Na OCTA, verificou-se uma rutura do círculo anastomótico perifoveal ao nível do PVS(D1). O aspeto da ZAC era difícil de avaliar na PVP (D2) devido ao mascaramento pela hemorragia e pelo

DSR. Foi possível identificar um sinal anómalo hiperdenso na retina externa (D3), embora as suas caraterísticas não pudessem ser identificadas. A segmentação manual teria permitido uma melhor análise das caraterísticas do VDN.

## 10. CONCLUSÃO

A OCTA é uma nova técnica de imagem que revolucionou a exploração e a compreensão da fisiopatologia das patologias corio-retinianas não inflamatórias. Esta técnica permite a visualização da microcirculação com alta resolução em profundidade, sem mascarar as imagens por fuga ou difusão do corante, obtendo-se imagens com bom contraste. De facto, os dados volumétricos podem ser segmentados e a OCTA de diferentes camadas da retina pode ser projectada para permitir a visualização separada dos plexi-capilares da retina e dos coriocapilares. Além disso, as imagens de OCTA podem ser visualizadas em secção transversal para confirmar a localização profunda da patologia vascular, uma vez que os dados estruturais de OCT são adquiridos em simultâneo com os dados de OCTA, pelo que é possível visualizar imagens de OCT estruturais em face e em secção transversal que são intrinsecamente co-registadas com os dados de OCTA.

Apesar de ser um exame inócuo, sem injeção de corante e repetível, a OCTA tornou-se a base para o estudo e monitorização de várias patologias corio-retinianas não inflamatórias. Na DMRI, a OCTA permitiu alterar a nomenclatura dos neovasos da coroideia e clarificar a sua relação com o PE da retina sem necessidade de AF. A deteção da neovascularização da coroideia é um contributo importante da OCTA para o acompanhamento dos doentes com CCR crónica. Para o estudo da maculopatia diabética, embora a OCT estrutural permita a análise do EMD, a OCTA possibilitou um melhor estudo da maculopatia isquémica, permitindo a visualização separada do PVS e do PVP, cujo nível de dano é proporcional à isquemia retiniana periférica. Durante as oclusões venosas, a OCTA permitiu quantificar o grau de lesão inicial e avaliar a presença de uma rede de reperfusão, permitindo estimar o prognóstico visual. A OCTA permitiu igualmente compreender melhor a maculopatia míope, permitindo a deteção de complicações neovasculares.

Como qualquer nova técnica de imagiologia, a OCTA tem algumas limitações: por um lado, os protocolos de imagiologia exigem que a mesma posição da retina seja reanalisada várias vezes. Consequentemente, a OCTA requer velocidades de aquisição de imagens mais elevadas ou tempos de aquisição de imagens mais longos do que a OCT estrutural, o que a torna sensível a diferentes fontes de artefactos. As imagens de OCTA podem conter muitos mais artefactos do que as imagens estruturais, com o risco de erros de interpretação, uma vez que pode ser obtido um sinal de descorrelação mesmo na ausência de movimento, como nos exsudados duros ou em certas pequenas hemorragias, e os vasos mais pequenos com um fluxo muito baixo podem não produzir um sinal de descorrelação e, por conseguinte, podem ser invisíveis.

Por outro lado, a OCTA, sendo um teste estático, não pode avaliar alterações na permeabilidade vascular ou fugas, que são normalmente visualizadas utilizando AF ou ICGA. Além disso, o aspeto dos dados de imagem da OCTA depende muito dos pormenores do instrumento de OCT, dos protocolos de digitalização, do processamento de sinais e dos métodos utilizados para gerar informações de OCTA a partir de dados estruturais de OCT.

# 11. BIBLIOGRAFIA

1. Gao SS, Jia Y, Zhang M, Su JP, Liu G, Hwang TS, et al. Optical Coherence Tomography Angiography. Investigative Ophthalmology & Visual Science. 13 Jul 2016;57(9):OCT27.

2. Spaide RF, Fujimoto JG, Waheed NK, Sadda SR, Staurenghi G. Optical coherence
angiografia por tomografia. Progress in Retinal and Eye Research [Internet]. dez 2017 [citado 2018 mar 17]; Disponível em: http://linkinghub.elsevier.com/retrieve/pii/S1350946217300563

3. Jia Y, Tan O, Tokayer J, Potsaid B, Wang Y, Liu JJ, et al. Angiografia de correlação amplificada de espetro dividido com tomografia de coerência ótica. Opt Express. 13 de fevereiro de 2012;20(4):4710-25.

4. Khadamy J. Optical Coherence Tomography Angiography (OCTA) in Ophthalmology; Technology, Pros, Cons and Commercial Prototypes. JOJ Ophthalmology [Internet]. 19 abr 2017 [citado 17 mar 2018];2(5). Disponível em: https://juniperpublishers.com/jojo/JOJO.MS.ID.555598.php

5. Kashani AH, Chen C-L, Gahm JK, Zheng F, Richter GM, Rosenfeld PJ, et al. Angiografia por tomografia de coerência ótica: Uma revisão abrangente dos métodos actuais e aplicações clínicas. Progresso na investigação da retina e dos olhos. setembro de 2017;60:66-100.

6. de Carlo TE, Romano A, Waheed NK, Duker JS. Uma revisão da coerência ótica
angiografia por tomografia computadorizada (OCTA). International Journal of Retina and Vitreous [Internet]. Abr 2015 [citado 2018 Mar 17];1(1). Disponível em: http://journalretinavitreous.biomedcentral.com/articles/10.1186/s40942-015-0005- 8

7. Sambhav K, Grover S, Chalam KV. A aplicação da angiografia por tomografia de coerência ótica em doenças da retina. Pesquisa de Oftalmologia. nov 2017;62(6):838-66.

8. Wylçgala A, Teper S, Dobrowolski D, Wylçgala E. Angiografia de coerência ótica: uma revisão. Medicine. oct 2016;95(41):e4907.

9. Tan ACS, Tan GS, Denniston AK, Keane PA, Ang M, Milea D, et al. Uma visão geral das aplicações clínicas da angiografia por tomografia de coerência ótica. Eye (Lond). fevereiro de 2018;32(2):262-86.

10. Gorczynska I, Migacz JV, Zawadzki RJ, Capps AG, Werner JS. Comparação dos métodos de angiografia OCT de correlação de amplitude, variância de speckle e variância de fase para imagiologia da retina e da coroide humanas. Biomed Opt Express. 19 de fevereiro de 2016;7(3):911-42.

11. Aumann S, Donner S, Fischer J, Müller F. Tomografia de Coerência Ótica (OCT): Princípio e Realização Técnica. In: Bille JF, editor. Imagens de alta resolução em microscopia e oftalmologia: novas fronteiras em ótica biomédica [Internet]. Cham (CH): Springer; 2019 [citado 22 mar. 2020]. Disponível em: http://www.ncbi.nlm.nih.gov/books/NBK554044/

12. De Oliveira PRC, Berger AR, Chow DR. Angiografia por tomografia de coerência ótica em distúrbios coriorretinianos. Canadian Journal of Ophthalmology / Journal Canadien d'Ophtalmologie. fev 2017;52(1):125-36.

13. Enders C, Lang GE, Dreyhaupt J, Loidl M, Lang GK, Werner JU. Quantidade e qualidade dos artefactos de imagem na angiografia por tomografia de coerência ótica. PLoS One [Internet]. 25 jan 2019 [citado 15 abr 2019];14(1). Disponível em: https://www.ncbi.nlm.nih.gov/pmc/articles/PMC6347178/

14. Spaide RF, Fujimoto JG, Waheed NK. Artefactos de imagem na angiografia de coerência ótica. Retina. nov 2015;35(11):2163-80.

15. Ang M, Tan ACS, Cheung CMG, Keane PA, Dolz-Marco R, Sng CCA, et al. Angiografia por tomografia de coerência ótica: uma revisão das aplicações clínicas actuais e futuras. Arquivo de Graefe para Oftalmologia Clínica e Experimental. fev 2018;256(2):237-45.

16. Lozzi A, Agrawal A, Boretsky A, Welle CG, Hammer DX. Métricas de qualidade de imagem para angiografia de coerência ótica. Biomed Opt Express. 12 de junho de 2015;6(7):2435-47.

17. Bandello F, Corbelli E, Carnevali A, Pierro L, Querques G. Coerência ótica Angiografia por Tomografia da Retinopatia Diabética. In: Bandello F, Souied EH, Querques G, editores. Desenvolvimentos em Oftalmologia [Internet]. S. Karger AG; 2016 [citado 2018 Mar 20]. p. 107-12. Disponível em: https://www.karger.com/ Article/FullText/442801

18. Chung CY, Tang HHY, Li SH, Li KKW. Avaliação microvascular diferencial da oclusão da veia da retina com angiografia por tomografia de coerência e angiografia fluoresceínica: um estudo comparativo cego. International Ophthalmology [Internet].
26 de maio de 2017 [citado 17 de março de 2018]; Disponível em: http://link.springer.com/10.1007/s10792-017-0570-y

19. Kim K, Kim ES, Yu S-Y. Análise angiográfica por tomografia de coerência ótica das alterações microvasculares foveais e do adelgaçamento da camada interna da retina em doentes com diabetes. British Journal of Ophthalmology. 19 Dez 2017;bjophthalmol-2017- 311149.

20. Veritti D, Sarao V, Francescutti L, Rota N, Loewenstein A, Borrelli E, et al. Achados da angiografia por tomografia de coerência ótica na retinopatia diabética. Expert Review of Ophthalmology. 2 Nov 2017;12(6):475-84.

21. Mendis KR, Balaratnasingam C, Yu P, Barry CJ, McAllister IL, Cringle SJ, et al. Correlação de imagens histológicas e clínicas para determinar o valor de diagnóstico da angiografia fluoresceínica no estudo dos detalhes capilares da retina. Invest Ophthalmol Vis Sci. Nov 2010;51(11):5864-9.

22. Matsunaga DR, Yi JJ, De Koo LO, Ameri H, Puliafito CA, Kashani AH. Angiografia por Tomografia de Coerência Ótica da Retinopatia Diabética em Seres Humanos. Ophthalmic Surgery, Lasers and Imaging Retina. 1 Sep 2015;46(8):796-805.

23. Hasegawa N, Nozaki M, Takase N, Yoshida M, Ogura Y. New Insights Into Microaneurysms in the Deep Capillary Plexus Detected by Optical Coherence Tomography Angiography in Diabetic Macular Edema. Invest Ophthalmol Vis Sci. 01 2016;57(9):OCT348-355.

24. Horii T, Murakami T, Nishijima K, Sakamoto A, Ota M, Yoshimura N. Optical Coherence Tomographic Characteristics of Microaneurysms in Diabetic Retinopathy. American Journal of Ophthalmology. Dez 2010;150(6):840-848.e1.

25. Couturier A, Mané V, Bonnin S, Erginay A, Massin P, Gaudric A, et al. ANOMALIAS DO PLEXO CAPILAR NA RETINOPATIA DIABÉTICA NA ANGIOGRAFIA DE COERÊNCIA ÓTICA: Retina. nov 2015;35(11):2384-91.

26. Parravano M, De Geronimo D, Scarinci F, Querques L, Virgili G, Simonett JM, et al. Refletividade interna de microaneurismas diabéticos na tomografia de coerência ótica de domínio espetral e deteção de angiografia de tomografia de coerência ótica. American Journal of Ophthalmology. jul 2017;179:90-6.

27. Hwang TS, Gao SS, Liu L, Lauer AK, Bailey ST, Flaxel CJ, et al. Automatizado
Quantificação da não perfusão capilar utilizando a angiografia de tomografia de coerência ótica na retinopatia diabética. JAMA Ophthalmol. 1 Abr 2016;134(4):367-73.

28. Khadamy J, Abri Aghdam K, Falavarjani KG. Uma atualização sobre a angiografia por tomografia de coerência ótica na retinopatia diabética. J Ophthalmic Vis Res. 2018;13(4):487-97.

29. Sandhu HS, Eladawi N, Elmogy M, Keynton R, Helmy O, Schaal S, et al. Deteção automatizada de retinopatia diabética usando angiografia por tomografia de coerência ótica: um estudo piloto. British Journal of Ophthalmology. 23 de janeiro de 2018;bjophthalmol-2017-311489.

30. Russell JF, Flynn HW, Sridhar J, Townsend JH, Shi Y, Fan KC, et al. Distribuição da neovascularização diabética na angiografia de fluoresceína de campo ultralargo e na angiografia OCT de campo largo simulada. American Journal of Ophthalmology. nov 2019;207:110-20.

31. Nesper PL, Soetikno BT, Zhang HF, Fawzi AA. Angiografia por OCT e OCT de luz visível na retinopatia diabética. Vision Research. outubro de 2017;139:191-203.

32. Pan J, Chen D, Yang X, Zou R, Zhao K, Cheng D, et al. Caraterísticas da Neovascularização nos Estágios Iniciais da Retinopatia Diabética Proliferativa por Angiografia de Tomografia de Coerência Ótica. Am J Ophthalmol. 2018;192:146-56.

33. Ishibazawa A, Nagaoka T, Yokota H, Takahashi A, Omae T, Song Y-S, et al. Caraterísticas da Neovascularização da Retina na Retinopatia Diabética Proliferativa Imaginada por Angiografia de Tomografia de Coerência Ótica. Invest Ophthalmol Vis Sci. 01 2016;57(14):6247-55.

34. Spaide RF, Klancnik JM, Cooney MJ. Retinal Vascular Layers Imaged by Fluorescein Angiography and Optical Coherence Tomography Angiography. JAMA Ophthalmology. 1 de janeiro de 2015;133(1):45.

35. Barthelmes D, Sutter FKP, Gillies MC. Densidades ópticas diferenciais dos espaços intrarretinianos. Investigative Ophthalmology and Visual Science. 2008;49(8):3529-34.

36. Spaide RF. Estudo-piloto de tomografia de coerência ótica de retinopatia diabética com renderização de volume. American Journal of Ophthalmology. 1 Dez 2015;160(6):1200-10.

37. Sorour OA, Sabrosa AS, Yasin Alibhai A, Arya M, Ishibazawa A, Witkin AJ, et al. Análise angiográfica por tomografia de coerência ótica da densidade dos vasos maculares antes e depois da terapia anti-VEGF em olhos com retinopatia diabética. Int Ophthalmol. 1 de outubro de 2019;39(10):2361-71.

38. CORRELAÇÃO ENTRE OS ESPAÇOS CISTÓIDES NO EDEMA MACULAR DIABÉTICO CRÓNICO E A NÃO PERFUSÃO CAPILAR DETECTADA PELA ANGIOGRAFIA TOMOGRÁFICA DE COERÊNCIA ÓPTICA [Internet]. [citado 16 dez 2019]. Disponível em: https://insights.ovid.com/article/00006982-201612001- 00011

39. Onishi AC, Nesper PL, Roberts PK, Moharram GA, Chai H, Liu L, et al. Importância de considerar o plexo capilar médio na angiografia OCT na retinopatia diabética. Invest Ophthalmol Vis Sci. 01 2018;59(5):2167-76.

40. Samara WA, Shahlaee A, Adam MK, Khan MA, Chiang A, Maguire JI, et al. Quantificação da isquemia macular diabética usando angiografia por tomografia de coerência ótica e sua relação com a acuidade visual. Ophthalmology. fev 2017;124(2):235-44.

41. Dupas B, Minvielle W, Bonnin S, Couturier A, Erginay A, Massin P, et al. Associação entre densidade de vasos e acuidade visual em pacientes com retinopatia diabética e diabetes tipo 1 mal controlada. JAMA Ophthalmol. 01

2018;136(7):721-8.

42. de Carlo TE, Chin AT, Joseph T, Baumal CR, Witkin AJ, Duker JS, et al. Distinguindo o edema macular diabético da não perfusão capilar usando a angiografia por tomografia de coerência ótica. Ophthalmic Surg Lasers Imaging Retina. fev 2016;47(2):108-14.

43. Bonnin S, Mané V, Couturier A, Julien M, Paques M, Tadayoni R, et al. NEW INSIGHT INTO THE MACULAR DEEP VASCULAR PLEXUS IMAGED BY OPTICAL COHERENCE TOMOGRAPHY ANGIOGRAPHY: Retina. nov 2015;35(11):2347-52.

44. Cao J, McLeod DS, Merges CA, Lutty GA. Choriocapillaris Degeneration and Related Pathologic Changes in Human Diabetic Eyes. Arch Ophthalmol. 1 de maio de 1998;116(5):589-97.

45. Shiragami C, Shiraga F, Matsuo T, Tsuchida Y, Ohtsuki H. Risk factors for diabetic choroidopathy in patients with diabetic retinopathy. Graefes Arch Clin Exp Ophthalmol. junho de 2002;240(6):436-42.

46. Endo H, Kase S, Takahashi M, Yokoi M, Isozaki C, Katsuta S, et al. Alteração da espessura das camadas na coroide de doentes diabéticos. Clinical & Experimental Ophthalmology [Internet]. [citado 11 Jan 2020];n/a(n/a). Disponível em: https://onlinelibrary.wiley.com/doi/abs/10.1111/ceo.13199

47. Wang JC, Laíns I, Providência J, Armstrong GW, Santos AR, Gil P, et al. Diabetic Choroidopathy: Choroidal Vascular Density and Volume in Diabetic Retinopathy With Swept-Source Optical Coherence Tomography. American Journal of Ophthalmology. 1 Dez 2017;184:75-83.

48. Ferrara D, Waheed NK, Duker JS. Investigating the choriocapillaris and choroidal vasculature with new optical coherence tomography technologies (Investigando a coriocapilar e a vasculatura coroidal com novas tecnologias de tomografia de coerência ótica). Progresso na investigação da retina e dos olhos. 1 de maio de 2016;52:130-55.

49. Conti FF, Qin VL, Rodrigues EB, Sharma S, Rachitskaya AV, Ehlers JP, et al. Choriocapillaris and retinal vascular plexus density of diabetic eyes using splitspectrum amplitude decorrelation spectral-domain optical coherence tomography angiography. British Journal of Ophthalmology. 1 Abr 2019;103(4):452-6.

50. Yang J, Wang E, Zhao X, Xia S, Yuan M, Chen H, et al. Análise angiográfica por tomografia de coerência ótica da camada coriocapilar em olhos diabéticos sem tratamento. Graefes Arch Clin Exp Ophthalmol. Jul 2019;257(7):1393-9.

51. Keane PA, Patel PJ, Liakopoulos S, Heussen FM, Sadda SR, Tufail A. Evaluation of Age-related Macular Degeneration With Optical Coherence Tomography (Avaliação da Degenerescência Macular Relacionada com a

Idade com Tomografia de Coerência Ótica). Pesquisa de Oftalmologia. 1 de setembro de 2012;57(5):389-414.

52. Ma J, Desai R, Nesper P, Gill M, Fawzi A, Skondra D. Imagens de angiografia tomográfica de coerência ótica na degeneração macular relacionada à idade. Oftalmologia e Doenças Oculares. jan 2017;9:117917211668607.

53. Haouchine B, Gaudric A. OCT in age-related macular degeneration /data/revues/01815512/00300HS1/56/ [Internet]. 8 de março de 2008 [citado 24 Dez 2019]; Disponível em: https://www.em-consulte.com/en/article/113514

54. Srour M, Semoun O, Miere A, Souied E. Irá a angiografia por OCT revolucionar a prática imagiológica da DMRI? 2016;4.

55. Alten F, Lauermann JL, Clemens CR, Heiduschka P, Eter N. Redução do sinal em choriocapillaris e erros de segmentação na angiografia OCT de domínio espetral causada por drusas moles. Graefes Arch Clin Exp Ophthalmol. 1 de dezembro de 2017;255(12):2347-55.

56. Querques G, Miere A, Souied EH. Optical Coherence Tomography Angiography Features of Type 3 Neovascularization in Age-Related Macular Degeneration. In: Bandello F, Souied EH, Querques G, éditeurs. Desenvolvimentos em Oftalmologia [Internet]. S. Karger AG; 2016 [citado 23 abr 2019]. p. 57-61. Disponível em: https://www.karger.com/Article/FullText/442779

57. NESPER PL, SOETIKNO BT, FAWZI AA. A não perfusão de Choriocapillaris está associada à baixa acuidade visual em olhos com pseudodrusen reticular. Am J Ophthalmol. Fev. 2017;174:42-55.

58. Alten F, Heiduschka P, Clemens CR, Eter N. Explorando Choriocapillaris sob pseudodrusen reticular usando OCT-Angiografia. Graefes Arch Clin Exp Ophthalmol. 1 Nov 2016;254(11):2165-73.

59. Querques G, Souied EH. Drusen vascularizado: neovascularização lentamente progressiva do tipo 1 que imita a elevação do epitélio pigmentar da retina drusenóide. RETINA. Dez 2015;35(12):2433-2439.

60. Or C, Heier JS, Boyer D, Brown D, Shah S, Alibhai AY, et al. Vascularized drusen: a cross-sectional study. Int J Retina Vitreous [Internet]. 20 ago. 2019 [citado 24 dez. 2019];5. Disponível em: https://www.ncbi.nlm.nih.gov/pmc/articles/PMC6702713/

61. Chatziralli I, Theodossiadis G, Panagiotidis D, Pousoulidi P, Theodossiadis P. Alterações na densidade vascular de Choriocapillaris em pacientes com Drusen: estudo transversal baseado em achados de angiografia de tomografia de coerência ótica. Oftalmologia e Terapia. junho de 2018;7(1):101 -7.

62. Iafe NA, Phasukkijwatana N, Chen X, Sarraf D. Retinal Capillary Density and Foveal Avascular Zone Area Are Age-Dependent: Quantitative Analysis Using Optical Coherence Tomography Angiography. Investigative Ophthalmology & Visual Science. 28 Oct 2016;57(13):5780.

63. Lauermann JL, Eter N, Alten F. A angiografia por tomografia de coerência ótica oferece novos insights sobre a perfusão coriocapilar. Ophthalmologica. 2018;239(2-3):74-84.

64. Roisman L, Goldhardt R. Angiografia OCT: uma ferramenta não invasiva futura para o diagnóstico da degeneração macular relacionada com a idade. Current Ophthalmology Reports. junho de 2017;5(2):136-40.

65. Schneider EW, Fowler SC. Angiografia por tomografia de coerência ótica no tratamento da degeneração macular relacionada à idade: Opinião atual em oftalmologia. maio de 2018; 29 (3): 217-25.

66. Grossniklaus HE, Green WR. Neovascularização da coroide. American Journal of Ophthalmology. 1 de março de 2004;137(3):496-503.

67. Green WR, Enger C. Age-related Macular Degeneration Histopathologic Studies: The 1992 Lorenz E. Zimmerman Lecture. Ophthalmology. 1 de outubro de 1993;100(10):1519-35.

68. Schmidt-Erfurth U, Waldstein SM. Uma mudança de paradigma nos biomarcadores de imagem na degenerescência macular neovascular relacionada com a idade. Progresso na investigação da retina e dos olhos. 1 Jan 2016;50:1-24.

69. Castillo MM, Mowatt G, Elders A, Lois N, Fraser C, Hernández R, et al. Optical Coherence Tomography for the Monitoring of Neovascular Age-Related Macular Degeneration: A Systematic Review (Tomografia de Coerência Ótica para a Monitorização da Degenerescência Macular Neovascular Relacionada com a Idade: Uma Revisão Sistemática). Ophthalmology. Feb 1, 2015;122(2):399-406.

70. Coscas GJ, Lupidi M, Coscas F, Cagini C, Souied EH. TOMOGRAFIA DE COERÊNCIA ÓPTICA ANGIOGRAFIA VERSUS IMAGEM MULTIMODAL TRADICIONAL NA AVALIAÇÃO DA ATIVIDADE DA DEGENERAÇÃO MACULAR RELACIONADA À IDADE EXUDATIVA: Um Novo Desafio Diagnóstico. Retina. Nov 2015;35(11):2219-28.

71. Ahmed D, Stattin M, Graf A, Forster J, Glittenberg C, Krebs I, et al. DETECÇÃO DE NEOVASCULARIZAÇÃO COROIDAL NAVAL DE TRATAMENTO NA DEGENERAÇÃO MACULAR RELACIONADA À IDADE POR ANGIOGRAFIA DE TOMOGRAFIA DE COERÊNCIA ÓPTICA DE FONTE SWEPT: Retina. nov 2018; 38 (11): 2143-9.

72. Bailey ST, Thaware O, Wang J, Hagag AM, Zhang X, Flaxel CJ, et al. Deteção

de neovascularização coroidal não exsudativa e progressão para neovascularização coroidal exsudativa usando angiografia OCT. Retina Oftalmológica. agosto de 2019;3(8):629-36.

73. Liang M, Carlo T de, Baumal C, Reichel E, Waheed N, Duker J, et al. CORRELAÇÃO DA ANGIOGRAFIA DE TOMOGRAFIA DE COERÊNCIA ÓPTICA DO DOMÍNIO ESPECTRAL E ATIVIDADE CLÍNICA NA DEGENERAÇÃO MACULAR NEOVASCULAR RELACIONADA À IDADE. Retina. dez 2016;36(12):2265-73.

74. Lumbroso B, Rispoli M, Savastano MC, Jia Y, Tan O, Huang D. Estudo de angiografia por tomografia de coerência ótica da resposta precoce da neovascularização coroidal após o tratamento. Dev Ophthalmol. 2016;56:77-85.

75. Al-Sheikh M, Iafe NA, Phasukkijwatana N, Sadda SR, Sarraf D. Biomarcadores de atividade neovascular na degeneração macular relacionada à idade usando angiografia de outubro. Retina. 2018;38(2):220-30.

76. Coscas F, Lupidi M, Boulet JF, Sellam A, Cabral D, Serra R, et al. Angiografia por tomografia de coerência ótica na degeneração macular exsudativa relacionada à idade: um modelo preditivo para decisões de tratamento. Jornal Britânico de Oftalmologia. 22 Nov 2018;bjophthalmol-2018-313065.

77. Coscas G, Lupidi M, Coscas F, Français C, Cagini C, Souied EH. Angiografia por Tomografia de Coerência Ótica durante o Acompanhamento: Análise Qualitativa e Quantitativa da Neovascularização Coroidal Mista Tipo I e II após a Terapia de Armadilha do Fator de Crescimento Endotelial Vascular. Ophthalmic Research. 2015;54(2):57-63.

78. Carnevali A, Cicinelli MV, Capuano V, Corvi F, Mazzaferro A, Querques L, et al. Optical Coherence Tomography Angiography: A Useful Tool for Diagnosis of Treatment-Naive Quiescent Choroidal Neovascularization. American Journal of Ophthalmology. 1 de setembro de 2016;169:189-98.

79. Inoue M, Jung JJ, Balaratnasingam C, Dansingani KK, Dhrami-Gavazi E, Suzuki M, et al. A Comparison Between Optical Coherence Tomography Angiography and Fluorescein Angiography for the Imaging of Type 1 Neovascularization. Invest Ophthalmol Vis Sci. 1 Jul 2016;57(9):OCT314-23.

80. Sulzbacher F, Pollreisz A, Kaider A, Kickinger S, Sacu S, Schmidt-Erfurth U. Identificação e papel clínico das caraterísticas da neovascularização coroidal com base na angiografia por tomografia de coerência ótica. Ata Ophthalmologica. 2017;95(4):414-20.

81. Kuehlewein L, Bansal M, Lenis TL, Iafe NA, Sadda SR, Filho MAB, et al. Angiografia por Tomografia de Coerência Ótica da Neovascularização Tipo 1 na Degenerescência Macular Relacionada com a Idade. American Journal of Ophthalmology. 1 de outubro de 2015;160(4):739-748.e2.

82. Xu D, Dávila JP, Rahimi M, Rebhun CB, Alibhai AY, Waheed NK, et al. Progressão a longo prazo da neovascularização de tipo 1 na degenerescência macular relacionada com a idade utilizando a angiografia por tomografia de coerência ótica. American Journal of Ophthalmology. março de 2018;187:10-20.

83. Farecki M-L, Gutfleisch M, Faatz H, Rothaus K, Heimes B, Spital G, et al. Caraterísticas da CNV tipo 1 e 2 na DMRI exsudativa na angiografia por OCT. Graefes Arch Clin Exp Ophthalmol. 1 de maio de 2017;255(5):913-21.

84. A EA, Sy C, O S, A M, M S, M Q-EM, et al. NEOVASCULARIZAÇÃO TIPO 2 SECUNDÁRIA À DEGENERAÇÃO MACULAR RELACIONADA À IDADE IMAGINADA POR ANGIOGRAFIA DE TOMOGRAFIA DE COERÊNCIA ÓPTICA. Retina. 1 Nov 2015;35(11):2212-8.

85. Querques G, Atmani K, Berboucha E, Martinelli D, Coscas G, Soubrane G, et al. Análise angiográfica da anastomose retiniana-coroidal através da tecnologia de oftalmoscopia confocal de varrimento a laser e da correspondente tomografia de coerência ótica de domínio espetral (rastreada pelo olho). Retina (Filadélfia, Pa). Fev. 2010;30(2):222-34.

86. Miere A, Querques G, Semoun O, Ameen AE, Capuano V, Souied E. ANGIOGRAFIA DE TOMOGRAFIA DE COERÊNCIA ÓPTICA NA NEOVASCULARIZAÇÃO PRECOCE DO TIPO 3. Retina. nov 2015;35(11):2236-41.

87. Tan ACS, Dansingani KK, Yannuzzi LA, Sarraf D, Freund KB. NEOVASCULARIZAÇÃO DO TIPO 3 VISUALIZADA COM ANGIOGRAFIA POR TOMOGRAFIA DE COERÊNCIA ÓPTICA EM CORTE TRANSVERSAL E EM FACE. Retina (Philadelphia, Pa). fev 2017;37(2):234-46.

88. Cohen SY, Mrejen S. Imagiologia da Degenerescência Macular Exsudativa Relacionada com a Idade: Rumo a uma Mudança no Paradigma de Diagnóstico? Retina (Philadelphia, Pa). 2017;37(9):1625-9.

89. Muakkassa NW, Chin AT, de Carlo T, Klein KA, Baumal CR, Witkin AJ, et al. CARACTERIZANDO O EFEITO DA TERAPIA ANTI-VASCULAR DO FATOR DE CRESCIMENTO ENDOTÉLICO NA NEOVASCULARIZAÇÃO COROIDAL ANIVA AO TRATAMENTO UTILIZANDO ANGIOGRAFIA DE TOMOGRAFIA DE COERÊNCIA ÓTICA: Retina. nov 2015;35(11):2252-9.

90. Huang D, Jia Y, Rispoli M, Tan O, Lumbroso B. Angiografia OCT do curso do tempo da neovascularização coroidal em resposta ao tratamento anti-angiogênico. Retina. nov 2015;35(11):2260-4.

91. pubmeddev, RF S. Angiografia por Tomografia de Coerência Ótica Sinais de Anormalização Vascular com Terapia Antiangiogénica para

Neovascularização Coroide. - PubMed - NCBI [Internet]. [citado 26 dez 2019]. Disponível em: https://www.ncbi.nlm.nih.gov/pubmed/25887628

92. Hikichi T, Agarie M. Densidade reduzida de vasos do Choriocapillaris durante a terapia com fator de crescimento endotelial anti-vascular para degeneração macular relacionada à idade neovascular. Invest Ophthalmol Vis Sci. 1 de março de 2019;60(4):1088-95.

93. Miere A, Butori P, Cohen SY, Semoun O, Capuano V, Jung C, et al. REMODELAÇÃO VASCULAR DA NEOVASCULARIZAÇÃO COROIDAL APÓS TERAPIA ANTIVASCULAR DO FATOR DE CRESCIMENTO ENDOTÉLICO VISUALIZADA NA ANGIOGRAFIA DE TOMOGRAFIA DE COERÊNCIA ÓTICA: Retina. março de 2019; 39 (3): 548-57.

94. Miere A, Semoun O, Cohen S, Ameen AE, Srour M, Jung C, et al. CARACTERÍSTICAS DA ANGIOGRAFIA DE TOMOGRAFIA DE COERÊNCIA ÓPTICA DA FIBROSE SUBRETINAL NA DEGENERAÇÃO MACULAR RELACIONADA À IDADE. Retina. nov 2015;35(11):2275-84.

95. Amoroso F, Miere A, Semoun O, Jung C, Capuano V, Souied EH. Reprodutibilidade da angiografia por tomografia de coerência ótica das medições do tamanho da lesão na degeneração macular relacionada à idade neovascular (AMD). British Journal of Ophthalmology. junho de 2018;102(6):821-6.

96. Coscas G, Lupidi M, Cagini C, Coscas F. Imagens de "falsos amigos" na angiografia por tomografia de coerência ótica: neovascularização coroidal precoce ou artefacto? Ata Ophthalmologica. 2018;96(2):200-2.

97. Mt B, Cw M, Vj S. Investigação de artefactos na angiografia OCT da retina e da coroideia com um agente de contraste. Biomed Opt Express. 6 de fevereiro de 2018;9(3):1020-40.

98. Palkar AH, Khetan V. Vasculopatia polipoidal coroidal: Uma atualização sobre a gestão atual e revisão da literatura. Taiwan J Ophthalmol. 2019;9(2):72-92.

99. Kim J-B, Nirwan RS, Kuriyan AE. Vasculopatia coroide polipoidal. Curr Ophthalmol Rep. junho de 2017;5(2):176-86.

100. Cheung CMG, Lee WK, Koizumi H, Dansingani K, Lai TYY, Freund KB. Pachychoroid disease. Eye (Lond). Jan 2019;33(1):14-33.

101. Cheung CMG, Yanagi Y, Akiba M, Tan A, Mathur R, Chan CM, et al. DETECÇÃO MELHORADA E DIAGNÓSTICO DA VASCULOPATIA COROIDAL POLIPÓIDE UTILIZANDO UMA COMBINAÇÃO DE TOMOGRAFIA DE COERÊNCIA ÓPTICA E ANGIOGRAFIA DE

TOMOGRAFIA DE COERÊNCIA ÓPTICA: Retina. Set 2019;39(9):1655-63.

102. FRCSC JY MD, e Efrem D Mandelcorn, MD, Specialist R. Pachychoroid Spectrum: Um olhar mais atento [Internet]. [citado 26 abr 2020]. Disponível em: http://www.retina-specialist.com/article/pachychoroid-spectrum-a-closer-look

103. Takayama K, Ito Y, Kaneko H, Kataoka K, Sugita T, Maruko R, et al. Comparação da angiografia com verde de indocianina e da angiografia por tomografia de coerência ótica na vasculopatia polipoidal coroidal. Eye (Lond). jan 2017;31(1):45-52.

104. Tanaka K, Mori R, Kawamura A, Nakashizuka H, Wakatsuki Y, Yuzawa M. Comparação da angiografia OCT e dos achados angiográficos com verde de indocianina com subtipos de vasculopatia polipoidal coroidal. Br J Ophthalmol. Jan. 2017;101(1):51-5.

105. Freund KB, Fine HF. Doença de Pachychoroid. Ophthalmic Surg Lasers Imaging Retina. 4 de maio de 2020;51(4):206-9.

106. Gallego-Pinazo R, Dolz-Marco R, Gómez-Ulla F, Mrejen S, Freund KB. Doenças paquicoroides da mácula. Med Hypothesis Discov Innov Ophthalmol. 2014;3(4):111-5.

107. Azar G, Wolff B, Mauget-Faÿsse M, Rispoli M, Savastano M-C, Lumbroso B. Neovasculopatia paquicoroideia: aspeto na angiografia por tomografia de coerência ótica. Ata Ophthalmologica. junho de 2017;95(4):421 -7.

108. Rebhun CB, Moult EM, Novais EA, Moreira-Neto C, Ploner SB, Louzada RN, et al. Vasculopatia Polipoidal Coroidal em Angiografia de Tomografia de Coerência Ótica de Fonte Varrida com Análise de Tempo Interscan Variável. Transl Vis Sci Technol. nov 2017;6(6):4.

109. Kim JY, Kwon OW, Oh HS, Kim SH, You YS. Angiografia por tomografia de coerência ótica em pacientes com vasculopatia coroide polipoidal. Arquivo de Graefe para Oftalmologia Clínica e Experimental. agosto de 2016;254(8):1505-10.

110. Chi Y-T, Yang C-H, Cheng C-K. Optical Coherence Tomography Angiography for Assessment of the 3-Dimensional Structures of Polypoidal Choroidal Vasculopathy (Angiografia por Tomografia de Coerência Ótica para Avaliação das Estruturas Tridimensionais da Vasculopatia Coroide Polipoidal). JAMA Ophthalmology. 1 de dezembro de 2017;135(12):1310.

111. Wang M, Zhou Y, Gao SS, Liu W, Huang Y, Huang D, et al. Avaliação da Vasculopatia Coroide Polipoidal com Angiografia por Tomografia de Coerência Ótica. Invest Ophthalmol Vis Sci. Jul 2016;57(9):OCT526-32.

112. Seong S, Choo HG, Kim YJ, Kim JY, Lee JH, Oh HS, et al. Novos achados de vasculopatia coroide polipoidal via angiografia por tomografia de coerência ótica. Korean J Ophthalmol. Fev 2019;33(1):54-62.

113. Huang C-H, Yeh P-T, Hsieh Y-T, Ho T-C, Yang C-M, Yang C-H. Caracterização de
Morfologia da Rede Vascular Ramificada na Vasculopatia Coroide Polipoidal por Angiografia de Tomografia de Coerência Ótica. Sci Rep [Internet]. 24 jan. 2019 [citado 29 abr. 2019];9. Disponível em: https://www.ncbi.nlm.nih.gov/pmc/articles/PMC6345899/

114. Tomiyasu T, Nozaki M, Yoshida M, Ogura Y. Caraterísticas da Vasculopatia Coroide Polipoidal Avaliada por Angiografia de Tomografia de Coerência Ótica. Invest Ophthalmol Vis Sci. 01 2016;57(9):OCT324-330.

115. Cheung CMG, Yanagi Y, Mohla A, Lee SY, Mathur R, Chan CM, et al. CARACTERIZAÇÃO E DIFERENCIAÇÃO DA VASCULOPATIA COROIDAL POLIPÓIDE UTILIZANDO A ANGIOGRAFIA DE TOMOGRAFIA DE COERÊNCIA ÓPTICA DE FONTE ABAIXO. Retina (Filadélfia, Pa). agosto de 2017;37(8):1464-74.

116. Vasculopatia polipoidal coroidal: uma atualização clínica abrangente [Internet]. [citado
29 abr 2019]. Disponível em: https://www.ncbi.nlm.nih.gov/pmc/articles/PMC6393826/

117. Srour M, Querques G, Semoun O, El Ameen A, Miere A, Sikorav A, et al. Caraterísticas da angiografia por tomografia de coerência ótica da vasculopatia polipoidal coroidal. Br J Ophthalmol. 2016;100(11):1489-93.

118. Teo KY, Yanagi Y, Lee S, Yeo IY, Tan GS, Mathur R, et al. COMPARAÇÃO DE
ALTERAÇÕES ANGIOGRÁFICAS POR TOMOGRAFIA DE COERÊNCIA ÓPTICA APÓS TERAPIA COM FACTOR DE CRESCIMENTO ENDOTELIAL ANTI-VASCULAR ISOLADA OU EM COMBINAÇÃO COM TERAPIA FOTODINÂMICA NA VASCULOPATIA POLIPOIDAL COROIDAL. Retina. 1 Set 2018;38(9):1675-87.

119. Chen G, Tzekov R, Li W, Jiang F, Mao S, Tong Y. Subfoveal Choroidal Thickness in Central Serous Chorioretinopathy: A Meta-Analysis (Espessura da Coroide Subfoveal na Coriorretinopatia Serosa Central: Uma Meta-Análise). Cao C, editor. PLoS ONE. 11 de janeiro de 2017;12(1):e0169152.

120. Cakir B, Reich M, Lang S, Bühler A, Ehlken C, Grundel B, et al. Angiografia OCT do Choriocapillaris na Corioretinopatia Serosa Central: Uma Análise Quantitativa de Subgrupos. Ophthalmol Ther. março de 2019;8(1):75-86.

121. Kim YY, Flaxel CJ. Factores que influenciam a acuidade visual da

corioretinopatia serosa central crónica. Korean J Ophthalmol. abril de 2011;25(2):90-7.

122. Spaide RF, Campeas L, Haas A, Yannuzzi LA, Fisher YL, Guyer DR, et al. Central Serous Chorioretinopathy in Younger and Older Adults (Corioretinopatia Serosa Central em Adultos Jovens e Idosos). Ophthalmology. 1 de dezembro de 1996;103(12):2070-80.

123. Peiretti E, Ferrara DC, Caminiti G, Mura M, Hughes J. Choroidal neovascularization in caucasian patients with longstanding central serous chorioretinopathy. Retina (Philadelphia, Pa). 1 de janeiro de 2015;35(7):1360-7.

124. Factores que influenciam a acuidade visual da corioretinopatia serosa central crónica [Internet]. [citado 17 maio 2020]. Disponível em: https://www.ncbi.nlm.nih.gov/pmc/articles/PMC3060399/

125. Daruich A, Matet A, Dirani A, Bousquet E, Zhao M, Farman N, et al. Corioretinopatia serosa central: achados recentes e nova hipótese fisiopatológica. Prog Retin Eye Res. setembro de 2015;48:82-118.

126. Mrejen S, Spaide RF. Tomografia de coerência ótica: imagiologia da coroide e mais além. Surv Ophthalmol. outubro de 2013;58(5):387-429.

127. Lai TYY, Wong RLM, Chan W-M. Resultado a longo prazo da terapia fotodinâmica de meia dose de verteporfina para o tratamento da corioretinopatia serosa central (uma tese da sociedade oftalmológica americana). Trans Am Ophthalmol Soc [Internet]. 2015 Sep [cited 2020 May 17]; 113. Disponível em: https://www.ncbi.nlm.nih.gov/pmc/articles/PMC4692328/

128. Toyama T, Ohtomo K, Noda Y, Ueta T. Vasculopatia polipoidal coroidal e história de corioretinopatia serosa central. Eye (Lond). agosto de 2014;28(8):992-7.

129. Maggio E, Polito A, Freno MC, Pertile G. Achados de imagem multimodal em um caso de coriorretinopatia serosa central grave em uma gravidez sem complicações. BMC Ophthalmology. 22 de dezembro de 2015;15(1):183.

130. Matsumoto H, Kishi S, Sato T, Mukai R. Autofluorescência do fundo do olho de segmentos externos de fotorreceptores alongados na coriorretinopatia serosa central. Am J Ophthalmol. abril de 2011;151(4):617-623.e1.

131. Manayath GJ, Ranjan R, Shah VS, Karandikar SS, Saravanan VR, Narendran V. Coriorretinopatia serosa central: atualização atual sobre fisiopatologia e imagem multimodal. Oman J Ophthalmol. 2018;11(2):103-12.

132. Spaide RF, Koizumi H, Pozzoni MC, Pozonni MC. Tomografia de coerência ótica de domínio espetral com imagem de profundidade melhorada. Am J

Ophthalmol. outubro de 2008;146(4):496-500.

133. Yang L, Jonas JB, Wei W. Imagem de profundidade melhorada assistida por tomografia de coerência ótica da corioretinopatia serosa central. Invest Ophthalmol Vis Sci. 12juill 2013;54(7):4659-65.

134. S. Mrejen, autor em Réalités Ophtalmologiques [Internet]. Réalités Ophtalmologiques. [citado 17 de maio de 2020]. Disponível em: https://www.realites- ophtalmologiques.com/author/smrejen/

135. Piccolino FC, de La Longrais RR, Ravera G, Eandi CM, Ventre L, Abdollahi A, et al. A camada fotorreceptora foveal e a perda de acuidade visual na corioretinopatia serosa central. American Journal of Ophthalmology. 1 de janeiro de 2005;139(1):87-99.

136. Costanzo E, Cohen SY, Miere A, Querques G, Capuano V, Semoun O, et al. Optical Coherence Tomography Angiography in Central Serous Chorioretinopathy. J Ophthalmol [Internet]. 2015 [cited 1 May 2019];2015. Disponível em: https://www.ncbi.nlm.nih.gov/pmc/articles/PMC4655052/

137. Chan SY, Wang Q, Wei WB, Jonas JB. ANGIOGRAFIA TOMOGRÁFICA DE COERÊNCIA ÓPTICA NA CORIORETINOPATIA SÉRIA CENTRAL: Retina. nov 2016;36(11):2051 -8.

138. De Bats F, Cornut P-L, Wolff B, Kodjikian L, Mauget-Faÿsse M. Lesões escuras e brancas observadas na corioretinopatia serosa central na angiografia por tomografia de coerência ótica. Jornal Europeu de Oftalmologia. Jul 2018;28(4):446-53.

139. Shinojima A, Kawamura A, Mori R, Fujita K, Yuzawa M. Achados da Angiografia Tomográfica de Coerência Ótica no Nível Coriocapilar na Coriorretinopatia Serosa Central. Ophthalmologica. 2016;236(2):108-13.

140. Pichi F, Morara M, Veronese C, Ciardella AP. O espetro de sobreposição do descolamento epitelial pigmentar irregular plano investigado pela angiografia por tomografia de coerência ótica. International Ophthalmology. junho de 2018;38(3):975-83.

141. Matet A, Daruich A, Hardy S, Behar-Cohen F. PADRÕES DE VÓLIDOS DE SINAL DE FLUXO DE CHORIOCAPILLARIS NA CORIORETINOPATIA SÉRIA CENTRAL: Um Estudo de Angiografia por Tomografia de Coerência Ótica. Retina (Filadélfia, Pa). nov 2019;39(11):2178-88.

142. Gawęcki M, Jaszczuk-Maciejewska A, Jurska-Jasko A, Kneba M, Grzybowski A.
Perda de acuidade visual e morfologia da retina após resolução da coriorretinopatia serosa central crónica. BMC Ophthalmol [Internet]. 25 jul 2019 [citado 22 mar 2020]; 19. Disponível em: https://www.ncbi.nlm.nih.gov/pmc/articles/PMC6659242/

143. Xu Y, Su Y, Li L, Qi H, Zheng H, Chen C. Efeito da Terapia Fotodinâmica na Angiografia por Tomografia de Coerência Ótica em Olhos com Coriorretinopatia Serosa Central Crónica. Ophthalmologica. 2017;237(3):167-72.

144. Filho MAB, de Carlo TE, Ferrara D, Adhi M, Baumal CR, Witkin AJ, et al. Associação de Neovascularização Coroidal e Corioretinopatia Serosa Central com Angiografia por Tomografia de Coerência Ótica. JAMA Ophthalmol. agosto de 2015;133(8):899-906.

145. Hage R, Mrejen S, Krivosic V, Quentel G, Tadayoni R, Gaudric A. Flat Irregular Retinal Pigment Epithelium Detachments in Chronic Central Serous Chorioretinopathy and Choroidal Neovascularization. American Journal of Ophthalmology. 1 de maio de 2015;159(5):890-903.e3.

146. Pang CE, Freund KB. Neovasculopatia de Pachychoroid. Retina (Philadelphia, Pa). jan 2015;35(1):1-9.

147. Bousquet E, Bonnin S, Mrejen S, Krivosic V, Tadayoni R, Gaudric A. ANGIOGRAFIA DE TOMOGRAFIA DE COERÊNCIA ÓPTICA DO DESTAQUE DO EPITÉLIO DE PIGMENTO IRREGULAR PLANO NA CORIORETINOPATIA CRÔNICA CENTRAL SÉRIA: Retina. março de 2018; 38 (3): 629-38.

148. Bansal R, Dogra M, Mulkutkar S, Katoch D, Singh R, Gupta V, et al. Angiografia por tomografia de coerência ótica versus angiografia por fluoresceína no diagnóstico de neovascularização coroidal na coriorretinopatia serosa central crónica. Indian J Ophthalmol. jul 2019;67(7):1095 -100.

149. Quaranta-El Maftouhi M, El Maftouhi A, Eandi CM. Coriorretinopatia serosa central crónica visualizada por angiografia tomográfica de coerência ótica. Am J Ophthalmol. setembro de 2015;160(3):581-587.e1.

150. Descolamentos planos e irregulares do epitélio pigmentar da retina na coriorretinopatia serosa central crónica e na neovascularização da coroideia. [Internet]. [citado 16 maio 2020]. Disponível em: https://reference.medscape.com/medline/abstract/25709063

151. Dansingani KK, Balaratnasingam C, Klufas MA, Sarraf D, Freund KB. Angiografia por tomografia de coerência ótica de descolamentos epiteliais pigmentares irregulares rasos na doença do espetro paquicoroide. Am J Ophthalmol. dec 2015;160(6):1243-1254.e2.

152. Gruber M, Wolf J, Stahl A, Ness T, Scholl H, Agostini H, et al. Novel insights into retinal neovascularization secondary to central serous chorioretinopathy using 3D optical coherence tomography angiography. Am J Ophthalmol Case Rep [Internet].
11 de fevereiro de 2020 [citado 8 de maio de 2020];18. Disponível em: https://www.ncbi.nlm.nih.gov/pmc/articles/PMC7036447/

153. Pierru A, Girmens J-F, Héron E, Paques M. Oclusões venosas da retina. Journal Français d'Ophtalmologie. outubro de 2017;40(8):696-705.

154. Coscas F, Glacet-Bernard A, Miere A, Caillaux V, Uzzan J, Lupidi M, et al. Angiografia por Tomografia de Coerência Ótica na Oclusão da Veia Retiniana: Avaliação do Plexo Capilar Superficial e Profundo. American Journal of Ophthalmology. jan 2016;161:160-171.e2.

155. Spaide RF. EDEMA MACULAR CISTÓIDE VASCULAR RETINAL: Revisão e Nova Teoria. Retina (Filadélfia, Pa). Out 2016;36(10):1823-42.

156. Spaide RF. ÁREAS PERIFÉRICAS DE NÃO PERFUSÃO NA OCLUSÃO DA VEIA CENTRAL DA RETINA TRATADA, CONFORME VISUALIZADO PELA ANGIOGRAFIA FLUORESCEÍNICA DE CAMPO AMPLO. RETINA. maio de 2011;31(5):829-837.

157. al BM et. [Analysis of changes in central macular thickness based on optical coherence tomography angiography findings in retinal vein oclusion]. - PubMed - NCBI [Internet]. [citado 8 abr 2019]. Disponível em: https://www.ncbi.nlm.nih.gov/pubmed/27911421

158. Ang M, Tan A, Cheung CMG, Keane P, Dolz-Marco R, Sng C, et al. Angiografia por tomografia de coerência ótica: uma revisão das aplicações clínicas actuais e futuras. Arquivo de Graefe para Oftalmologia Clínica e Experimental. 9 de janeiro de 2018;256.

159. Khan HA, Mehmood A, Khan QA, Iqbal F, Rasheed F, Khan N, et al. Uma revisão importante da angiografia por tomografia de coerência ótica. Revisão de especialistas em oftalmologia. 3 Sep 2017;12(5):373-85.

160. Kang J-W, Yoo R, Jo YH, Kim HC. CORRELAÇÃO DE ESTRUTURAS MICROVASCULARES NA ANGIOGRAFIA POR TOMOGRAFIA DE COERÊNCIA ÓPTICA COM ACUIDADE VISUAL NA OCLUSÃO DA VEIA RETINIANA. Retina (Filadélfia, Pa). setembro de 2017;37(9):1700-9.

161. Wons J, Pfau M, Wirth MA, Freiberg FJ, Becker MD, Michels S. Angiografia por Tomografia de Coerência Ótica da Zona Avascular Foveal na Oclusão da Veia Retiniana. Ophthalmologica. 2016;235(4):195 -202.

162. Casselholmde Salles M, Kvanta A, Amrén U, Epstein D. Optical Coherence Tomography Angiography in Central Retinal Vein Occlusion: Correlation Between the Foveal Avascular Zone and Visual Acuity. Investigative Ophthalmology & Visual Science. 13 Jul 2016;57(9):OCT242.

163. Costanzo E, Parravano M, Gilardi M, Cavalleri M, Sacconi R, Aragona E, et al. Alterações microvasculares da retina e da coroide na oclusão da veia da retina analisadas por dois dispositivos diferentes de angiografia por tomografia de coerência ótica. Ophthalmologica. 5 de fevereiro de 2019;1-8.

164. Schmidt-Erfurth U, Garcia-Arumi J, Gerendas BS, Midena E, Sivaprasad S, Tadayoni R, et al. Diretrizes para a gestão da oclusão da veia da retina pela Sociedade Europeia de Especialistas em Retina (EURETINA). Ophthalmologica. 2019;242(3):123-62.

165. Seknazi D, Coscas F, Sellam A, Rouimi F, Coscas G, Souied EH, et al. ANGIOGRAFIA DE TOMOGRAFIA DE COERÊNCIA ÓPTICA NA OCLUSÃO DE VEIAS RETINAIS: Correlações entre a densidade vascular macular, a acuidade visual e a área de não perfusão periférica na angiografia de fluoresceína. Retina (Philadelphia, Pa). 2018;38(8):1562-70.

166. Glacet-Bernard A, Sellam A, Coscas F, Coscas G, Souied EH. Angiografia por tomografia de coerência ótica na oclusão da veia da retina tratada com implante de dexametasona: um novo teste para avaliação de acompanhamento. Eur J Ophthalmol. 4 de agosto de 2016;26(5):460-8.

167. Sellam A, Glacet-Bernard A, Coscas F, Miere A, Coscas G, Souied EH. ACOMPANHAMENTO QUALITATIVO E QUANTITATIVO UTILIZANDO ANGIOGRAFIA DE TOMOGRAFIA DE COERÊNCIA ÓPTICA DE OCLUSÃO DE VEIAS RETINAIS TRATADAS COM ANTI-VEGF: Acompanhamento angiográfico de tomografia de coerência ótica de oclusão de veia retiniana. Retina. junho de 2017;37(6):1176-84.

168. Suzuki N, Hirano Y, Tomiyasu T, Kurobe R, Yasuda Y, Esaki Y, et al. Vasos colaterais na angiografia por tomografia de coerência ótica em olhos com oclusão de veia retiniana de ramo. Br J Ophthalmol. 22 Nov 2018;

169. Suzuki N, Hirano Y, Tomiyasu T, Esaki Y, Uemura A, Yasukawa T, et al. Hemodinâmica da retina vista na angiografia por tomografia de coerência ótica antes e depois do tratamento da oclusão da veia da retina. Invest Ophthalmol Vis Sci. 1 de outubro de 2016;57(13):5681-7.

170. Kimura M, Nozaki M, Yoshida M, Ogura Y. Angiografia por tomografia de coerência ótica de campo alargado utilizando a técnica de imagem de campo alargado para avaliar a área de não perfusão na oclusão da veia da retina. Clinical Ophthalmology. julho de 2016;Volume 10:1291-5.

171. Shiraki A, Sakimoto S, Tsuboi K, Wakabayashi T, Hara C, Fukushima Y, et al. Avaliação da não perfusão da retina na oclusão da veia retiniana do ramo usando angiografia por tomografia de coerência ótica de campo amplo. Ata Ophthalmol. Set 2019;97(6):e913-8.

172. Fukutomi A, Tsuboi K, Ono H, Ishida Y, Kamei M. Observações sequenciais da conversão de oclusão da veia central da retina não isquêmica para isquêmica usando angiografia por tomografia de coerência ótica. Case Rep Ophthalmol Med. 2018;2018:1354217.

173. Sellam A, Glacet-Bernard A, Coscas F, Souied EH. Distúrbio de perfusão arterial da retina e tomografia de coerência ótica-angiografia. Journal Français

d'Ophtalmologie. maio de 2017;40(5):353-62.

174. Abdellah MM. Imagem multimodal da oclusão aguda da artéria central da retina. Hipótese médica Discov Innov Ophthalmol. 2019;8(4):283 -90.

175. Wang X, Sun B, Wang J, Jia Y, Huang D, Dong J. Quantitative evaluation of retinal artery oclusion using optical coherence tomography angiography. Medicina (Baltimore) [Internet]. 2018 Oct 5 [cited 2020 Apr 5];97(40). Disponível em: https://www.ncbi.nlm.nih.gov/pmc/articles/PMC6200535/

176. Yang S, Liu X, Li H, Xu J, Wang F. Caraterísticas da angiografia por tomografia de coerência ótica da oclusão arterial aguda da retina. BMC Ophthalmol [Internet]. 10 jul 2019 [citado 18 fev 2020];19. Disponível em: https://www.ncbi.nlm.nih.gov/pmc/articles/PMC6621973/

177. Baumal CR. Optical Coherence Tomography Angiography of Retinal Artery Occlusion (Angiografia por Tomografia de Coerência Ótica da Oclusão da Artéria Retiniana). Em: Bandello F, Souied EH, Querques G, editores. Desenvolvimentos em Oftalmologia [Internet]. S. Karger AG; 2016 [citado 26 jul 2019]. p. 122-31. Disponível em: https://www.karger.com/Article/FullText/442803

178. Bonnin S, Krivosic V, Cognat E, Tadayoni R. Visibilidade do fluxo sanguíneo na angiografia por tomografia de coerência ótica em um caso de oclusão da artéria retiniana do ramo. J Ophthalmic Vis Res. 2018;13(1):75-7.

179. Çelik T, Bilen F, Yalçindag FN, Atilla H. Angiografia por Tomografia de Coerência Ótica na Oclusão da Artéria Retiniana do Ramo. Turk J Ophthalmol. junho de 2018; 48 (3): 150-4.

180. Lee AY, Zhang Q, Baughman DM, Mudumbai R, Wang RK, Lee CS. Avaliação de oclusões bilaterais da artéria central da retina com microangiografia baseada em tomografia de coerência ótica: um relato de caso. Journal of Medical Case Reports [Internet]. 2016 [citado 22 abr 2019]; 10. Disponível em: https://www.ncbi.nlm.nih.gov/pmc/articles/PMC5090894/

181. Philippakis E, Dupas B, Bonnin P, Hage R, Gaudric A, Tadayoni R. ANGIOGRAFIA DE TOMOGRAFIA DE COERÊNCIA ÓPTICA MOSTRA HIPOPERFUSÃO DE PLEXO CAPILAR PROFUNDO EM OCLUSÃO DE ARTERIA RETINA CENTRAL INCOMPLETA. Retinal Cases & Brief Reports. oct 2015;9(4):333-8.

182. Sellam A, Glacet-Bernard A, Coscas F, Souied EH. [Perfusão anormal da artéria retiniana e angiografia por tomografia de coerência ótica]. J Fr Ophthalmol. maio de 2017;40(5):353-62.

183. de Castro-Abeger AH, de Carlo TE, Duker JS, Baumal CR. Angiografia de tomografia de coerência ótica comparada à angiografia de fluoresceína na

oclusão da artéria retiniana do ramo. Ophthalmic Surg Lasers Imaging Retina. dez 2015;46(10):1052-4.

184. Wu S-C, Villegas VM, Kovach JL. Angiografia por tomografia de coerência ótica da artéria central da retina combinada e oclusão da veia. Caso Rep Ophthalmol Med. 2018;2018:4342158.

185. Corbelli E, Carnevali A, Marchese A, Cicinelli MV, Querques L, Sacconi R, et al. CARACTERÍSTICAS TOMOGRÁFICAS DE COERÊNCIA ÓPTICA DA ANGIOGRAFIA DE ESTRIAS ANGIOIDES: Retina. setembro de 2017; 1.

186. Marchese A, Parravano M, Rabiolo A, Carnevali A, Corbelli E, Cicinelli MV, et al. Análise por tomografia de coerência ótica da evolução das caraterísticas da membrana de Bruch em estrias angioides. Eye. nov 2017;31(11):1600-5.

187. Mentes J, Karaca I, Sermet F. Caraterísticas de imagem multimodal da neovascularização quiescente do tipo 1 em um olho com estrias angioides. Relatórios de casos do American Journal of Ophthalmology. junho de 2018; 10: 132-6.

188. Stanga PE, Papayannis A, Tsamis E, Chwiejczak K, Stringa F, Jalil A, et al. Swept- Source Optical Coherence Tomography Angiography of Paediatric Macular Diseases. Em: Bandello F, Souied EH, Querques G, editores. Desenvolvimentos em Oftalmologia [Internet]. S. Karger AG; 2016 [citado 2 de maio de 2019]. p. 166-73. Disponível em: https://www.karger.com/Article/FullText/442809

189. Treder M, Lauermann JL, Alnawaiseh M, Heiduschka P, Eter N. Alterações quantitativas na densidade de fluxo em pacientes com distrofia viteliforme foveomacular de início na idade adulta: um estudo de angiografia OCT. Graefe's Archive for Clinical and Experimental Ophthalmology. jan 2018;256(1):23-8.

190. Qian CX, Charran D, Strong CR, Steffens TJ, Jayasundera T, Heckenlively JR. Exame de Tomografia de Coerência Ótica do Epitélio Pigmentar da Retina na Melhor Distrofia Macular Viteliforme. Oftalmologia. abril de 2017;124(4):456-63.

191. Dansingani KK, Tan ACS, Gilani F, Phasukkijwatana N, Novais E, Querques L, et al. Material hiper-reflexivo sub-retiniano fotografado com angiografia por tomografia de coerência ótica. American Journal of Ophthalmology. setembro de 2016;169:235-48.

192. Joshi KM, Nesper PL, Fawzi AA, Mirza RG. TOMOGRAFIA DE COERÊNCIA ÓPTICA ANGIOGRAFIA EM DISTROFIA VITELIFORME FOVEOMACULAR EM ADULTOS. 2017;0(0):6.

193. Guduru A, Gupta A, Tyagi M, Jalali S, Chhablani J. Caracterização da

angiografia por tomografia de coerência ótica da doença de Best e da neovascularização coroidal associada. British Journal of Ophthalmology. 1 de agosto de 2017;bjophthalmol- 2017-310586.

194. Stattin M, Ahmed D, Glittenberg C, Krebs I, Ansari-Shahrezaei S. ANGIOGRAFIA DE TOMOGRAFIA DE COERÊNCIA ÓPTICA PARA A DETECÇÃO DE NEOVASCULARIZAÇÃO COROIDAL SECUNDÁRIA NA DISTROFIA MACULAR VITELLIFORME: Casos de Retina e Relatórios Breves. agosto de 2017; 1.

195. Jia Y, Bailey ST, Hwang TS, McClintic SM, Gao SS, Pennesi ME, et al. Angiografia quantitativa por tomografia de coerência ótica de anormalidades vasculares no olho humano vivo. Proc Natl Acad Sci U S A. 5 de maio de 2015;112(18):E2395-402.

196. Mastropasqua R, Di Antonio L, Di Staso S, Agnifili L, Di Gregorio A, Ciancaglini
M, et al. Optical Coherence Tomography Angiography in Retinal Vascular Diseases and Choroidal Neovascularization (Angiografia por Tomografia de Coerência Ótica em Doenças Vasculares da Retina e Neovascularização Coroide). J Ophthalmol [Internet]. 2015 [citado 5 Jul 2019];2015. Disponível em:
https://www.ncbi.nlm.nih.gov/pmc/articles/PMC4600507/

197. Miyata M, Ooto S, Hata M, Yamashiro K, Tamura H, Akagi-Kurashige Y, et al. Deteção de neovascularização coroidal míope usando angiografia por tomografia de coerência ótica. Am J Ophthalmol. maio de 2016;165:108-14.

198. Querques L, Giuffrè C, Corvi F, Zucchiatti I, Carnevali A, Vitis LAD, et al. Optical coherence tomography angiography of myopic choroidal neovascularisation. British Journal of Ophthalmology. 1 de maio de 2017;101(5):609-15.

199. Bagchi A, Schwartz R, Hykin P, Sivaprasad S. Diagnostic algorithm utilising multimodal imaging including optical coherence tomography angiography for the detection of myopic choroidal neovascularisation. Eye [Internet]. 26 Feb 2019 [citado 7 May 2019]; Disponível em: http://www.nature.com/articles/s41433-019-0378-2

200. Bruyère E, Miere A, Cohen S, Martiano D, Sikorav A, Popeanga A, et al. NEOVASCULARIZAÇÃO SECUNDÁRIA A ALTA MIOPIA IMAGINADA POR ANGIOGRAFIA DE TOMOGRAFIA DE COERÊNCIA ÓTICA. Retina. 1 Nov 2017;37(11):2095-101.

201. Cennamo G, Amoroso F, Schiemer S, Velotti N, Alfieri M, de Crecchio G. Angiografia por tomografia de coerência ótica na neovascularização coroidal míope após ranibizumab intravítreo. Eur J Ophthalmol. março de 2019;29(2):239-43.

202. Kuehlewein L, Sadda SR, Sarraf D. Angiografia OCT e análise quantitativa sequencial da neovascularização do tipo 2 após terapia com ranibizumab. Eye (Lond). Jul 2015;29(7):932-5.

203. Al-Sheikh M, Phasukkijwatana N, Dolz-Marco R, Rahimi M, Iafe NA, Freund KB, et al. Angiografia quantitativa de OCT da microvasculatura da retina e da coriocapilar em olhos míopes. Invest Ophthalmol Vis Sci. 01 2017;58(4):2063-9.

204. Kumar A, Vohra R, Agrawal S, Chawla R, Azad SV, Venkatesh P, et al. Caracterização da neovascularização coroidal idiopática usando angiografia com fluoresceína, angiografia com indocianina verde e angiografia por tomografia de coerência ótica. Ophthalmic Surg Lasers Imaging Retina. 01 2018;49(7):516-22.

205. Chen Q, Yu X, Sun Z, Dai H. A Aplicação da OCTA na Avaliação da Terapia Anti-VEGF para a Neovascularização Idiopática da Coroide. J Ophthalmol [Internet]. 2016 [citado 5 Jul 2019];2016. Disponível em: https://www.ncbi.nlm.nih.gov/pmc/articles/PMC4947658/

206. Moussa M, Leila M, Khalid H. Imagiando a membrana neovascular coroidal usando angiografia por tomografia de coerência ótica de fonte varrida na face. Clin Ophthalmol. 2017;11:1859-69.

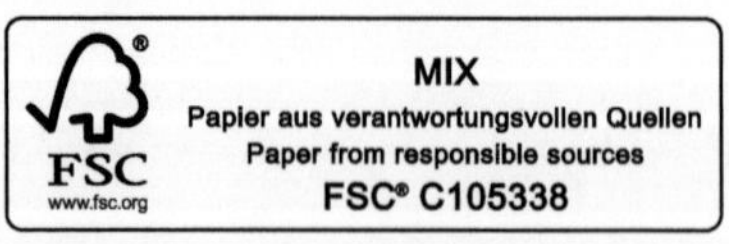


Printed by Books on Demand GmbH, Norderstedt / Germany